Juliane Francke

UEMF

Umschriebene Entwicklungsstörung motorischer Funktionen

Ein Ratgeber für Eltern, Erzieher:innen, Lehrer:innen und Therapeut:innen

RATGEBER

für Angehörige, Betroffene und Fachleute

Herausgeber

DVE
Deutscher Verband Ergotherapie

Juliane Francke

UEMF

Umschriebene Entwicklungsstörung motorischer Funktionen

Ein Ratgeber für Eltern, Erzieher:innen, Lehrer:innen und Therapeut:innen

Bibliografische Information der Deutschen Bibliothek
Die Deutsche Bibliothek verzeichnet diese Publikation in der Deutschen Nationalbibliografie; detaillierte bibliografische Daten sind im Internet über http://dnb.ddb.de abrufbar.

Besuchen Sie uns im Internet: www.skvshop.de

1. Auflage 2024
ISBN 978-3-8248-1326-1
eISBN 978-3-8248-9874-9

Mollweg 2, D-65510 Idstein
Vertretungsberechtigte Geschäftsführer:
Dr. Ullrich Schulz-Kirchner, Martina Schulz-Kirchner
Titelfoto: © S.Kobold – Adobe Stock
Illustrationen: Heike Lunberg
Fotos Innenteil: Juliane Francke
Fachlektorat: Thomas Leidag
Lektorat: Doris Zimmermann
Umschlagentwurf und Layout: Petra Jeck, Susanne Koch
Druck und Bindung: Plump Druck & Medien, Rolandsecker Weg 33, 53619 Rheinbreitbach
Printed in Germany

Inhalt

Vorwort

Die Ratgeber dieser Reihe vermitteln Angehörigen, Betroffenen und Fachleuten kurz und trotzdem fundiert aktuelles Wissen und geben weiterführende Hilfestellungen. Die Autor:innen sind ausgewiesene Fachleute, die aus der Praxis kommend praktische Erfahrungen und theoretisches Grundlagenwissen verbinden.

UEMF ist eine sperrige Abkürzung und auch „Umschriebene Entwicklungsstörung motorischer Funktionen" ist nicht selbsterklärend. Juliane Francke gelingt es, das in der Bevölkerung noch weitgehend unbekannte Störungsbild anhand von typischen Fallbeispielen anschaulich darzustellen. Es geht dabei um Kinder, die wegen ihrer „merkwürdigen" Bewegungen auffallen und deren motorische Koordination und Geschicklichkeit sich von gleichaltrigen Kindern unterscheidet. Man hat beim Lesen direkt ein Bild vor Augen und vielleicht sogar ein konkretes Kind. Die Schwierigkeiten in der Bewegungsausführung betreffen sowohl die Grob- als auch die Feinmotorik und wirken sich auf die gesamte Entwicklung aus, also auch auf die Sprache, das Denken und das beobachtbare Verhalten. Es wird deutlich, welche Bedeutung eine solche Störung der motorischen Entwicklung für die gesamte kindliche Entwicklung und den Alltag der Kinder haben kann.

Jedes Kind entwickelt sich anders, was auch bedeutet, dass nicht jede Auffälligkeit gleich eine Störung sein und behandelt werden muss. Auch hier will dieser Ratgeber bei der Einordnung helfen, indem er beschreibt, wie eine Diagnosestellung erfolgen kann

Als Ergotherapeutin hat Juliane Francke einen breiten Blick auf den Alltag der Kinder und ihrer Eltern. Sie orientiert sich bei den Therapieansätzen an der Leitlinie zur UEMF und zeigt anhand der eingangs vorgestellten Fallbeispiele, wie eine Ergotherapie aussehen könnte. Darüber hinaus macht sie Vorschläge, was Eltern, Erzieher:innen und Lehrer:innen konkret tun können, um Kinder mit UEMF im Alltag zu fördern.

Neben den weiterführenden Links enthält dieses Buch auch Checklisten zur direkten Unterstützung.

Der Ratgeber ist sicher eine große Unterstützung für Angehörige und Fachleute!

Andreas Pfeiffer
Herausgeber für den DVE

Danksagung

An dieser Stelle möchte ich mich bei allen Therapiefamilien und ihren Kindern bedanken, die ich in den letzten Jahren begleiten durfte. Mit ihnen zusammen konnte ich viel lernen: Ich konnte beobachten, planen, ausprobieren, musste meine Pläne umstellen und anpassen und manchmal auch ganz verwerfen. Doch immer gab es neue Impulse und Ideen. Gemeinsam konnten Erfolge gefeiert werden. Mein Dank geht dabei an Louan und Mattis, deren Material ich mit einbinden darf.

Außerdem möchte ich mich ganz herzlich bei meinen Testleser:innen bedanken, sie haben mir hilfreiche Tipps zur Gestaltung, zur Struktur und zu den Formulierungen gegeben, wodurch dieser Ratgeber nun zu einem anschaulichen und gut verständlichen Buch für alle Interessierten geworden ist. Ein ganz besonderer Dank geht an Heike, die mir alle Grafiken und Bilder genau so gestaltet hat, wie ich sie mir vorgestellt habe.

Einleitung

Liebe Leserinnen und Leser,

Sie haben sich diesen Ratgeber zur Hand genommen, weil Sie sich über das Thema der motorischen Entwicklungsstörungen informieren wollen. Was erwartet Sie nun bei dieser Lektüre?
Dieser Ratgeber hat zum Ziel, betroffenen Familien, Erzieher:innen, Lehrer:innen, Therapeut:innen und anderen Bezugspersonen von Kindern einen verständlichen Einblick in das Krankheitsbild der **U**mschriebenen **E**ntwicklungsstörungen **m**otorischer **F**unktionen, kurz **UEMF**, zu geben und Therapieansätze aufzuzeigen.
Kinder entwickeln sich und lernen in ihrem individuellen Tempo. Einige Kinder, die sich eine Zeit lang zu langsam entwickeln, holen die Rückstände im Laufe ihrer Entwicklung auf und haben dann keine weiteren Einschränkungen und Probleme mehr. Bei anderen Kindern zeigen sich jedoch deutliche Entwicklungsschwierigkeiten, die für sie selbst und ihre Familie sehr belastend sein können.
Die betroffenen Kinder können Entwicklungsstörungen in verschiedenen Bereichen haben, in der Motorik, der Sprache oder in den schulischen Fertigkeiten wie Rechnen, Schreiben und Lesen. Dabei kann das Kind nur in einem Bereich betroffen sein oder in mehreren. Früher wurden diese Störungen auch als Teilleistungsschwächen oder Teilleistungsstörungen bezeichnet. In diesem Ratgeber soll es speziell um den motorischen Bereich der Entwicklungsstörungen gehen, um das Thema der Umschriebenen Entwicklungsstörungen motorischer Funktionen

Sie als Leser:innen sollen befähigt werden, betroffene Kinder anhand der beschriebenen Merkmale zu erkennen und zu verstehen, warum diese Kinder Schwierigkeiten haben und warum sie sich in manchen Situationen ungewöhnlich verhalten. Sie lernen abzuschätzen, ob eine Behandlung nötig ist, welche therapeutischen Möglichkeiten bestehen und wie Sie erste Schritte zur Unterstützung der betroffenen Kinder einleiten können.
In diesem Ratgeber werden das von der Arbeitsgemeinschaft der Wissenschaftlichen Medizinischen Fachgesellschaften (AWMF) empfohlene Vorgehen und die Behandlungsmethoden der Leitlinie zur UEMF dargestellt. Dabei wird besonders auf die Rolle und die Vorgehensweise in der Ergotherapie eingegangen.

Im ergotherapeutischen Kontext erhalten Kinder mit UEMF in der Regel einmal wöchentlich 45 Minuten Therapie. Ohne die richtige Unterstützung und Begleitung der Eltern und anderer pädagogischer Bezugspersonen können die Probleme des Kindes jedoch nicht zügig und zielgerichtet bearbeitet werden. Hinzu kommt, dass zu Zeiten eines massiven Fachkräftemangels viele Betroffene lange – bis zu mehreren Monaten – auf einen Therapieplatz warten müssen. Somit kommt der Aufklärung und Beratung bezüglich des Krankheitsbildes UEMF immer mehr Bedeutung zu. Der vorliegende Ratgeber soll Eltern und anderen Bezugspersonen dabei helfen, betroffene Kinder adäquat beim Erlernen motorischer Kompetenzen zu begleiten und zu fördern. Er soll die therapeutische Behandlung unterstützen und Therapieinhalte verdeutlichen.

Des Weiteren gibt der Ratgeber wertvolle Tipps, wie Kinder in ihrem individuellen Alltag, zu Hause, im Kindergarten, in der Schule und in der Freizeit begleitet und unterstützt werden können.
Hilfreiche Checklisten, Hinweise zu Materialien und weiterführende Links runden den Ratgeber ab. Vier typische Fallbeispiele und die zusammenfassenden Informationskästen „Kurz & Knapp“ unterstützen den Transfer der theoretischen Informationen in den Alltag der betroffenen Kinder.

| Fallbeispiele – Wie sieht der Alltag von Kindern mit einer UEMF aus?

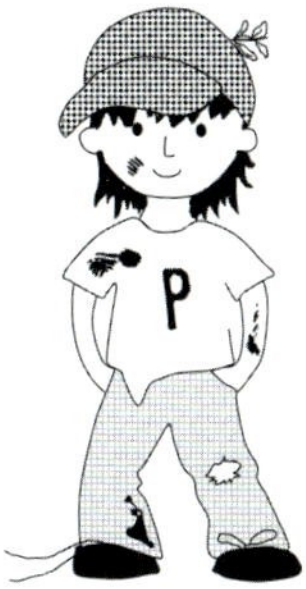

Peter ist fünf Jahre alt. Er sieht seine Mama am Zaun des Kindergartens stehen und rennt ihr freudig entgegen. Er springt an ihr hoch und wirft sie bei der Begrüßung fast um. Bei der Umarmung und dem darauffolgenden Kuss spannt sich Peters Mama an und hält kurz die Luft an. Trotz der stürmischen und unsanften Begrüßung lächelt sie ihren Sohn liebevoll an. Sie betrachtet ihn und sieht deutliche Spuren des Mittagessens auf seinem T-Shirt. Die Frage, was es heute zu essen gab, kann sie sich sparen. Auch haben Peters Hosen ein neues Loch bekommen; diese Woche ist das die dritte Hose, die geflickt werden muss.

Als sie im Kindergarten Peters Sachen holen will, findet sie einen wilden Haufen auf dem Boden vor. Peter schafft es nicht, seine Sachen an den Haken zu hängen. An der Bildergalerie bewundert sie verschiedene Bilder, von Peter kann sie leider kein Bild entdecken.

Peter bewegt sich sehr gerne und sehr schnell. Er ist flink und ausdauernd beim Rennen und Toben, aber es passieren immer wieder kleine Unfälle. Langsame und gezielte Aktivitäten wie Balancieren, auf einem Bein hüpfen und Fahrradfahren gelingen ihm noch nicht. Mit seinen Händen ist er sehr ungeschickt, er handelt flüchtig und nimmt sich keine Zeit zum Hantieren. Er führt das Besteck ungelenk, kleckert viel und nimmt deshalb lieber die Finger zum Essen. Malen erledigt er sehr schnell und wenig sorgfältig. Meistens hat er keinen Spaß dabei oder verweigert es sogar.

Kurz & knapp

Peter: 5 Jahre

- bewegt sich gerne, aber sehr ungestüm
- setzt meist zu viel Kraft ein
- passieren kleine Unfälle, die er kaum wahrnimmt
- hat Probleme beim Balancieren und Radfahren
- kleckert viel beim Essen
- fällt der Umgang mit Besteck schwer
- malt wenig detailliert und sehr schnell

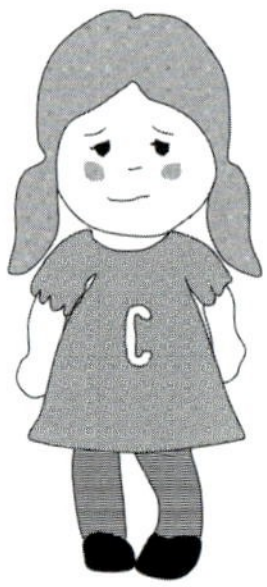

Charlotte ist gerade fünf Jahre alt geworden und geht mit ihrem Papa zusammen auf den schönen Spielplatz um die Ecke. Dort kann man rutschen, auf Baumstämmen und Balken balancieren, auf verschiedenen Schaukeln schaukeln und einen Sandkasten gibt es auch. Charlottes Papa muss eigentlich noch arbeiten und hat seinen Laptop mitgebracht, in der Hoffnung, dass Charlotte mit den anderen Kindern ins Spiel kommt. Aber wie üblich sitzt sie betrübt und still neben ihm, buddelt etwas am Rand des Sandkastens, während die anderen Kinder rutschen, toben und Fangen spielen. Charlottes Papa klappt traurig und enttäuscht seinen Laptop zu und geht mit ihr zusammen spielen. Er hatte so gehofft, dass sie sich heute traut, mit den anderen Kindern zu spielen. An der Rutsche muss er dafür sorgen, dass sie allein und in Ruhe die Leiter erklimmen kann. Erst wenn er unten am Ende steht und sie auffängt, traut sie sich endlich, loszurutschen. Auf die Schaukel klettert sie mittlerweile allein hoch, allerdings muss Papa sie immer noch anstoßen. Das mit dem Schwungholen hat sie einfach noch nicht verstanden. Auch wenn sie weiß, dass sie die Beine vor und zurück bewegen muss, klappt es einfach nicht. Ein anderes Kind spricht sie an und fragt, ob sie mit Fangen spielen möchte. Charlotte verneint, greift nach der Hand ihres Papas und signalisiert ihm, dass sie lieber wieder nach Hause will.

Charlotte vermeidet motorische Anforderungen wie Klettern, Balancieren und Schaukeln. Sie ist dabei unsicher und auf Hilfe angewiesen. Mit anderen Kindern spielt sie nicht gerne, weil sie nicht so mutig ist, sich langsamer bewegt und oft nicht weiß, wie sie etwas machen soll. Außerdem stolpert und fällt sie häufig und wirkt sehr tollpatschig. So spielt sie am liebsten allein und malt in Ruhe. Basteln und Malen kann sie nämlich richtig gut.

Kurz & knapp

Charlotte: 5 Jahre

- bewegt sich nicht gerne und nur sehr langsam
- wirkt sehr ängstlich und vorsichtig
- stolpert oft und fällt hin
- hat beim Schaukeln Probleme, Schwung zu holen
- spielt am liebsten drinnen und allein
- kann sehr gut malen und basteln

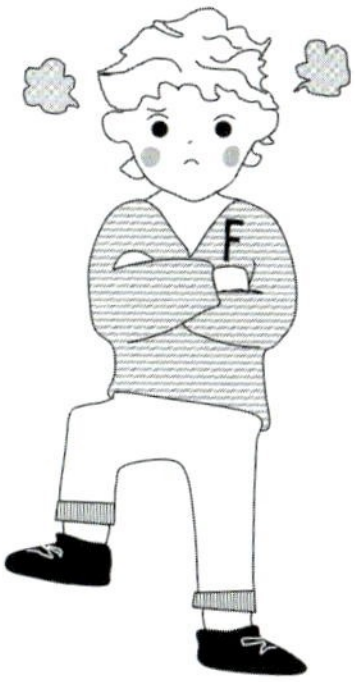

Franz ist sieben Jahre alt und geht in die erste Klasse. Seit einem dreiviertel Jahr lernt er schreiben, aber die Buchstaben sehen einfach nie so ordentlich aus wie bei den anderen Kindern. Egal wie sehr er sich auch anstrengt und wie oft er das kleine „s“ auch schreibt, es ist nur krumm, tanzt irgendwo zwischen den Linien herum und sieht jedes Mal anders aus. Sein Geschriebenes kann man meist nicht lesen. Dann wird er wütend und kritzelt alles durch, bis das Papier reißt. Von seiner Lehrerin bekommt er ernste Blicke und er weiß, dass er zu Hause wieder ewig üben muss und nicht zum Fußballtraining gehen darf. Dabei ist ihm das Training so wichtig! Dort kann er sich austoben und ist auch richtig gut, fast jeder Schuss geht ins Tor. Er wird ganz traurig und wütend, wenn er daran denkt. Er hat einfach keine Idee, wie er das mit dem Schreiben schaffen soll.

Franz hat Schwierigkeiten, den Stift richtig zu halten, er wechselt oft die Stifthaltung und drückt zu stark auf. Seine Schrift ist sehr unordentlich und beim Schreibenüben zu Hause gibt es oft Streit, da er sehr lange braucht und er es nicht so schafft, wie seine Eltern und die Lehrerin es gerne hätten.

Kurz & knapp

Franz: 7 Jahre, 1. Klasse

- Schreiben fällt sehr schwer
- wechselnde Stifthaltung, sehr angestrengte Stiftführung
- Buchstaben sind nicht zwischen den Linien, haben keine einheitliche, erkennbare Form
- wird schnell wütend
- Streit bei den Hausaufgaben und beim Schreibenüben
- liebt Fußballtraining, ist guter Torschütze

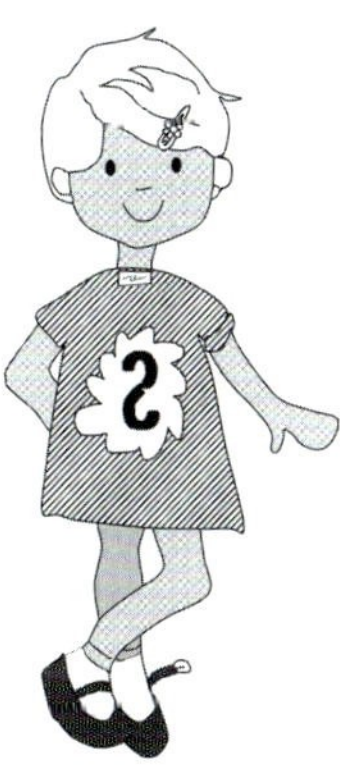

Sina, sechs Jahre alt, ist schon lange vor dem Weckerklingeln und ihren Eltern wach und trotzdem müssen ihre Eltern sie jeden Morgen drängeln und überreden, sich doch endlich anzuziehen. Nach den Sommerferien wird Sina eingeschult und die Eltern fragen sich schon lange, wie sie das schaffen sollen. Schon jetzt haben sie Mühe, pünktlich loszukommen. Die einfachsten Dinge wie Anziehen, Hosenknopf schließen, Schleife binden und den Reißverschluss an der Jacke zu schließen dauern ewig. Die Eltern werden im morgendlichen Zeitdruck ungeduldig und helfen ihr beim Anziehen und Verschließen der Kleidung. Schließlich müssen auch die jüngeren Brüder versorgt werden und sie selbst müssen pünktlich bei der Arbeit sein. Vor dem Losgehen müsste Sina nur noch die Brotbox und die Flasche in den Rucksack packen, aber auch das gelingt ihr nicht. Die Verschlüsse klemmen, sie bekommt den Rucksack nicht auf und so entscheidet sie, ohne ihre Sachen in den Kindergarten zu gehen. Sie freut sich sehr auf die anderen Kinder und ihre Freundinnen, sie können wunderbar zusammen Rollenspiele spielen und heute darf sie die Ärztin sein.

Für Sina ist Anziehen eine sehr schwierige Aufgabe, sie verdreht Kleidungsstücke, hat Probleme, sie richtig herumzudrehen oder umzukrempeln und bleibt oft mit den Armen im Pullover stecken. Sie schafft es nicht, Hosenknöpfe zu öffnen und zu schließen, und trägt deshalb am liebsten Leggings. Auch andere Verschlüsse wie Steckschnallen, Knoten, Schleifen, Hakenösen lässt sie lieber offen. In der Küche gelingt es ihr nicht, selbstständig Dosen, Flaschen und Verpackungen zu öffnen und zu schließen. Sie hat einfach zu wenig Kraft und keine Idee, wie sie das machen soll.

Kurz & knapp

Sina: 6 Jahre

- ist langsam beim Anziehen
- Kleidung ist verdreht und umgekrempelt
- kann Verschlüsse (Knöpfe, Schleifen, Reißverschlüsse) nicht schließen
- kann Flaschen und Verpackungen nicht öffnen
- hat wenig Kraft
- ist beliebte Freundin und spielt sehr gerne Rollenspiele

Haben Sie sich oder Ihr Kind in einem der Beispiele wiedererkannt? Mithilfe dieses Ratgebers werden Sie verstehen, was mit Ihrem Kind los ist, warum es bei manchen scheinbar alltäglichen Tätigkeiten solche Schwierigkeiten hat und warum es immer wieder zu frustrierenden Momenten für Ihr Kind kommt. Warum es schnell wütend wird, obwohl es doch nur üben soll, und warum es Dinge oder Situationen vermeidet und sie vielleicht immer wieder Streit miteinander haben. Sie bekommen Erklärungen und Tipps an die Hand, um Ihrem Kind schneller professionelle Hilfe und Unterstützung bieten zu können. Die oft schon eingesetzten Negativschleifen der Kinder können früher unterbrochen oder sogar ganz vermieden werden und Sie lernen, Ihr Kind kompetent im Alltag beim Erlernen motorischer Fertigkeiten zu unterstützen.

Die vier in den Fallbeispielen vorgestellten Kinder werden im Laufe des Ratgebers immer wieder auftauchen, um die theoretischen Ausführungen mit der Praxis zu verknüpfen. Achten Sie daher beim Lesen auf die wiederkehrenden kleinen Figuren.

Motorisches Lernen

Jedes Kind lernt von Geburt an, sich zu bewegen. Je nachdem, was der Alltag und seine Eltern von ihm verlangen, wird es die erforderlichen Bewegungen und Handlungen lernen. Oft bewegen sich Kinder auch aus reiner Freude und dem Spaß an der Bewegung. Denken Sie daran, wie oft sich Kinder einfach nur im Kreis drehen, bis ihnen schwindlig ist, oder sie mit großer Ausdauer vom Bett auf den Boden hüpfen. Um alle erforderlichen Fähigkeiten für den Alltag zu lernen, greifen Kinder auf verschiedene Lernarten zurück:

- Lernen durch Wahrnehmen und Spüren
- Lernen am Modell, durch Abschauen und Nachahmen
- Lernen durch Versuch und Irrtum, also durch Ausprobieren
- Lernen durch Erfolg
- Lernen durch Kognition, im Sinne von bewusstem Planen, Kontrollieren und Problemlösen

Die verschiedenen Lernarten ergänzen sich und treten oft auch parallel auf. Im Laufe der kindlichen Entwicklung verschieben sich die Schwerpunkte des motorischen Lernens von anfänglichem Lernen durch Versuch und Irrtum sowie Wahrnehmen und Spüren hin zur bewussten Planung im Voraus.
Gelingt es dem Kind, eine Bewegung erfolgreich durchzuführen, bedeutet das noch nicht, dass es diese nun sicher und in allen Situationen abrufen kann. Nun folgt das Üben, mit unzähligen Wiederholungen und Anpassungen, um das Gelernte zu optimieren und zu automatisieren, sodass die Bewegung ganz automatisch, ohne größere Konzentration und Steuerung ablaufen kann. Am Ende des Tages wird das Gelernte dann v. a. im Schlaf verarbeitet, gefestigt und abgespeichert. Für das motorische Lernen ist ein gesunder und ausreichender Schlaf sehr wichtig.
Fitts und Posner beschreiben das sogenannte **3-Stufen-Modell des motorischen Lernens**. Das erste Stadium wird **Kognitives Stadium** benannt. In diesem Stadium werden Bewegungen durch Versuch und Irrtum und die kognitive Steuerung erlernt. Hier geht es vor allem darum, die Bewegung oder Aufgabe zu verstehen, zu erkennen und sie zu durchdenken, zu wissen, was verlangt wird, und eine Idee zu entwickeln, wie die Handlung generell erledigt werden kann.
Im zweiten Stadium, dem **Assoziativen Stadium**, wird die Bewegung immer wieder geübt, korrigiert und verfeinert. In diesem Schritt können bereits kleine Variationen durch die Lernbegleiter:innen angeboten werden, damit das Kind lernt, mit Veränderungen umzugehen und sich an unterschiedliche Gegebenheiten im Alltag anzupassen.

Das dritte Stadium sorgt schließlich für die Automatisierung, wobei die Bewegung dann flüssig abläuft und kaum noch Anstrengung und Aufmerksamkeit benötigt. Dieses Stadium wird **Autonomes Stadium** genannt.

| UEMF – Einführung in das Krankheitsbild

Definition UEMF – Was bedeutet das?

Kinder wie Peter, Charlotte, Franz und Sina werden im Volksmund oft als „tollpatschig", „ungeschickt", „so grob" und „unkoordiniert" bezeichnet. Sie bewegen sich merkwürdig, vermeiden bestimmte Aufgaben oder Tätigkeiten, werden mitunter schnell wütend und üben nicht gerne. Häufig geraten sie in eine Negativschleife, die weitere Folgen mit sich zieht. Diese Kinder könnten unter einer Entwicklungsstörung, einer UEMF, leiden.

Die Umschriebene Entwicklungsstörung motorischer Funktionen (UEMF) beschreibt laut ICD-10 eine deutliche Beeinträchtigung der Entwicklung der motorischen Koordination und Geschicklichkeit bei Kindern und Jugendlichen. Oft wird eine UEMF auch als Dyspraxie oder DCD (Developmental Coordination Disorder) bezeichnet. Die ICD-10, die durch die Weltgesundheitsorganisation (WHO) erstellt wird, ist die internationale Klassifikation der Krankheiten und verwandter Gesundheitsprobleme.
Wichtig ist, dass diese Entwicklungsbeeinträchtigung nicht durch eine Einschränkung der Intelligenz oder andere angeborene oder erworbene neurologische Störungen erklärt werden kann.
Kinder und Jugendliche mit UEMF haben Schwierigkeiten, ihre Bewegungen zu planen und zu koordinieren, da bei ihnen das Abspeichern von Bewegungsmustern im Gehirn nicht reibungslos funktioniert. Die betroffenen Kinder leiden an mangelnden fein- und/oder grobmotorischen Fertigkeiten, wodurch das Erlernen und das Automatisieren neuer Handlungsabläufe erschwert sind.

Auf den ersten Blick sieht man den betroffenen Kindern ihre Probleme meist nicht an. Sie brauchen jedoch für ihre alltäglichen Aufgaben viel mehr Zeit und müssen sich mehr anstrengen als gleichaltrige Kinder. Daher bewegen sich diese Kinder eher wenig und ungern in dem Bereich, der ihnen schwerfällt. Sie üben weniger und vermeiden häufig bestimmte Handlungen.

Kurz & knapp

Hauptmerkmale der UEMF

- Verzögerung der motorischen Entwicklung
- Schwierigkeiten in der Bewegungsausführung
- Schwierigkeiten in der Koordination
- Betroffen sind Feinmotorik und/oder Grobmotorik (Sprache kann auch betroffen sein)
- Probleme bei Bewältigung alltäglicher Aufgaben
- Kein Vorliegen neurologischer Einschränkungen oder einer Intelligenzminderung, die die Probleme erklären würden

Symptomatik – Woran erkennt man eine UEMF?

Kinder mit UEMF werden häufig als tollpatschig oder ungeschickt bezeichnet, da ihnen alltägliche, motorische Aufgaben schwerfallen und sie viel Zeit und Unterstützung benötigen. Jedes betroffene Kind oder jeder betroffene Jugendliche zeigt sehr individuelle Schwierigkeiten, die in unterschiedlichen Bereichen auftreten können, und hat auf der anderen Seite deutliche individuelle Stärken. Daher spricht man im Zusammenhang mit der UEMF von einer sehr inhomogenen Gruppe Betroffener.

All diesen Kindern gemein sind jedoch Schwierigkeiten bei der/dem:

Planung von Bewegungen: Betroffene Kinder haben Schwierigkeiten, sich die Handlung, die sie durchführen möchten, vorzustellen. Es gelingt ihnen nicht, die Handlung in kleine, aufeinander aufbauende Teilschritte zu unterteilen. Es fehlt ihnen der Plan, welche Schritte für die Handlung nötig sind und wie sie genau durchgeführt werden müssen, um erfolgreich zu sein. Auch das Ergebnis ihrer Handlung können sie sich oft nicht vorstellen.

Organisation von Bewegungen: Die Kinder zeigen Probleme beim Bewerten ihrer Handlungsschritte. Es fällt ihnen schwer, zu erkennen, welche Schritte sinnvoll waren und welche nicht. Dadurch werden Fehler, die ihnen in der Planung und Organisation der Bewegungen und Handlungen passieren, nicht erkannt.

Anpassung von Bewegungen: Kinder mit einer UEMF führen ihre Bewegungen meist zu heftig oder zu vorsichtig aus. Die Kraft richtig dosiert einzusetzen, ist eine Herausforderung für sie. Manche Kinder zeigen Probleme beim Tempo von Bewegungen. Sie bewegen sich zu schnell oder zu langsam, wodurch häufig Fehler passieren.

Während ihrer Bewegungen können sie schlecht einschätzen, was eine erfolgreiche, angemessene Bewegung war und was nicht. Daher führen sie die Bewegungen immer wieder gleich aus, auch wenn die Handlung nicht erfolgreich war. Die betroffenen Kinder lernen aus ihren Fehlern nicht ausreichend und können ihre Handlungen und Bewegungen nicht angemessen abändern oder anpassen.

Ausführung von Bewegungen: Als Resultat der oben beschriebenen Schwierigkeiten in der Planung, Organisation und Anpassung von Bewegungen werden die Bewegungen fehlerhaft. Sie sind unkoordiniert und führen nicht zum erwünschten Ziel. Kinder mit UEMF wiederholen ihre Fehler, sie können ihre Bewegungen nicht gut überprüfen und anpassen. Aufgrund der zusätzlich auftretenden Probleme beim Automatisieren müssen sie viel mehr Aufmerksamkeit und Anstrengung in die Ausführung motorischer Fertigkeiten investieren als andere Kinder.

Erlernen neuer motorischer Fertigkeiten: Laut Polatajko und Mandich (2012) basieren die Probleme von Kindern mit UEMF darauf, dass sie nicht gut durch Nachahmung lernen und auch nicht genügend wertvolle Rückmeldungen durch Versuch und Irrtum über ihre motorischen Betätigungen bekommen. Es kommt zum Wiederholen ihrer Fehler, sobald sie üben, und diese verfestigen sich, je mehr sie üben. Die erschwerte Planung und Durchführung motorischer Anforderungen erschwert es Kindern mit UEMF, genügend Geduld, Ausdauer und Anstrengung aufzubringen, um neue Handlungen zu erlernen. Sie müssen viel mehr Energie und Willen für das motorische Lernen aufrufen als nicht betroffene Kinder. Diese Problematik hat einen besonderen Stellenwert, da das Erlernen neuer motorischer Fertigkeiten vor allem im Kindesalter eine besondere Rolle spielt.

Generalisierung des Gelernten: Ein motorisch geschicktes Kind kann eine bestimmte Fertigkeit, die in einem speziellen Kontext gelernt wurde, auch unter anderen Rahmenbedingungen durchführen. Einem Kind mit UEMF gelingt dies nicht ohne Weiteres. So kann es sich zwar selbstständig im gewohnten Badezimmer anziehen, wenn es jedoch zu Besuch bei seinem Freund oder seiner Freundin ist, gelingt das Anziehen nicht ohne Probleme, da sich die Umgebung und die Situation geändert haben.

Erkennen ähnlicher motorischer Muster: Weitere Schwierigkeiten bestehen darin, dass es Kindern mit UEMF schwerfällt, Ähnlichkeiten zwischen unterschiedlichen, sich jedoch ähnelnden Aufgaben zu erkennen. Sie haben Probleme mit dem Transfer von Gelerntem. So gelingt es motorisch geschickten Kindern, z. B. im Winter leichter Schlittschuhlaufen zu erlernen, wenn sie bereits Inliner fahren können. Sie können ähnliche Bewegungsmuster erkennen und auf die neue Aufgabe übertragen. Dies gelingt Kindern mit UEMF nur schlecht. Sie müssen mit jeder neu zu lernenden Tätigkeit von Neuem beginnen zu lernen, neue Pläne erstellen, sich neu organisieren und die Durchführung immer wieder üben, ohne auf bereits Gelerntes adäquat zurückgreifen zu können.

Kurz & knapp

Symptomatik der UEMF

Schwierigkeiten bei:

- Bewegungsplanung
- Bewegungsorganisation
- Bewegungsanpassung
- Bewegungsausführung
- Erlernen neuer motorischer Bewegungen
- Generalisierung und Transfer

Im Alltag können sich **folgende Merkmale** bei Kindern mit UEMF zeigen. Dabei müssen nicht alle Merkmale vorhanden oder gleichermaßen stark ausgeprägt sein:

- Fein- und grobmotorische Defizite, v.a. beim Einsatz beider Körperhälften
- Wirken tollpatschig, ungelenk, haben häufig Unfälle
- Vorgemachte Bewegungen können nicht nachgemacht werden
- Schwierigkeiten, das Gleichgewicht und die Körperspannung zu halten
- Motorische Unruhe; Schwierigkeiten, lange still zu sitzen
- Fehlendes Interesse an körperlichen Aktivitäten; sie ermüden schnell, benötigen besondere Anstrengung und Konzentration
- Erlernen motorischer Aufgaben benötigt mehr Zeit
- Scheinen „faul", „flüchtig" oder demotiviert zu sein
- Sind oft die Letzten
- Hören „nur die Hälfte" von dem, was gesagt wird
- Schwierigkeiten, Abläufe zu merken; vergessen häufig Dinge
- Sehr unsicher bei Aufgaben mit sich ändernden Anforderungen
- Verlernen scheinbar Dinge, die sie schon beherrschten
- Deutliche Differenzen zwischen den motorischen Fertigkeiten und den Fertigkeiten in anderen Bereichen (z.B. Musik, Kreativität)
- Schwierigkeiten mit der Sprache
- Schwierigkeiten beim Verständnis nonverbaler Sprache (Mimik und Gestik)
- Schwierigkeiten, den Blickkontakt zu halten
- Niedrige Frustrationstoleranz, schnelles Aufgeben
- Verweigerungstendenzen

- Geringes Selbstwertgefühl
- Schwierigkeiten, mit Gleichaltrigen in Kontakt zu kommen, Freundschaften zu pflegen; spielen lieber allein
- Zeigen Widerstände bei Anforderungen, die von den alltäglichen Routinen abweichen
- Erledigen Aufgaben zu langsam
- Schwierigkeiten, sich zu organisieren
- Haben stressbelasteten Alltag
- Unvermögen, mehrere Dinge gleichzeitig zu tun

Die geschilderten Probleme zeigen sich meist in allen kindlichen Betätigungsbereichen, in der Selbstversorgung, im Freizeitbereich, bei den schulischen und sportlichen Leistungen und der sozialen Interaktion.
Beispielhaft folgen schwierige kindliche Alltagsbetätigungen:

Im **Bereich der Selbstversorgung:**
- Zügiges An- und Ausziehen
- Verschlüsse öffnen und schließen: z. B. Knöpfe, Reißverschluss, Jacke auf- und zumachen
- Knoten und Schleifen binden
- Haare kämmen und Zopf binden
- Sauber zu essen
- Hantieren mit Messer und Gabel, wie z. B. Brote schmieren, schneiden, schälen
- Eingießen von Getränken und Auftun von Essen

Im **Freizeitbereich** zeigen die Kinder Schwierigkeiten bei folgenden Dingen:
- Auf- und Einfädeln
- Basteln und Falten
- Bauen mit Steckbausteinen
- Geschickt und schnell rennen
- Ball werfen und fangen
- Hüpfen und Springen
- Gummitwist
- Balancieren
- Schwungholen auf der Schaukel
- Fahrrad fahren
- Inliner fahren

Im **Bereich des Kindergartens** oder **der Schule** zeigen die Kinder Probleme bei folgenden Aufgaben:

- Stift koordiniert führen
- Sauber ausmalen oder zwischen den Linien schreiben
- Sauber mit der Schere ausschneiden
- Umgang mit dem Klebestift
- Arbeit mit dem Zirkel
- Arbeiten mit angemessenem Druck
- Handhabung von Papier und Heftern
- Leserlich und fließend schreiben

Bei den **sportlichen Leistungen** zeigen sich Beeinträchtigungen bei folgenden Aufgaben:

- Laufrad, Roller und Fahrrad fahren erlernen
- Vorwärts- oder Rückwärtsrollen machen
- Klettern und Hangeln
- Schnell rennen
- Schwimmen
- Seil springen
- Ballsportarten
- Stangenklettern
- Geräte- und Bodenturnen

Die **soziale Interaktion** und **Integration** der Kinder ist eingeschränkt durch:

- Ungünstige Kommunikationsmuster, z. B. undeutliche Sprache, fehlender Blickkontakt, unangepasste Lautstärke
- Misserfolgserlebnisse und Frustration
- Rückzug der Kinder aufgrund von Frustration
- Ausgrenzung durch andere Kinder aufgrund der mangelnden Fertigkeiten und des „Andersseins“

Kurz & knapp

Bei Kindern mit UEMF kann man Folgendes beobachten:

- Sie führen Bewegungen mit geringer Qualität aus.
- Sie lernen motorische Aufgaben langsamer.
- Sie sind beim Handeln deutlich langsamer als Gleichaltrige.
- Sie müssen sich mehr anstrengen, um Dinge motorisch durchzuführen und zu erlernen.

Ursachen – Woher kommen diese Probleme?

Die Ursachen der UEMF sind noch nicht eindeutig belegt und können verschiedenen Ursprungs sein. Man geht davon aus, dass Kinder, die an einer UEMF leiden, untypische Reifungsprozesse in bestimmten Gehirnregionen aufweisen, die dazu führen, dass die Wahrnehmungen und Rückmeldungen des Körpers an das Gehirn nicht sicher interpretiert und verarbeitet werden können. Somit zeigen die Kinder die bereits beschriebenen Schwierigkeiten im motorischen Bereich.
Aufgrund der betroffenen Motorik und der häufig gleichzeitig auftretenden Schwierigkeit, Handlungsabläufe in der korrekten Reihenfolge durchzuführen, wird das Gehirn von Kindern mit UEMF außergewöhnlich gefordert und ausgelastet. Die Folge ist, dass die Kinder zusätzlich an Konzentrationsschwierigkeiten leiden. Die Kapazitäten des Gehirns sind durch die motorische Ausführung voll ausgelastet und haben keine Reserven mehr für andere Aufgaben.
Wahrscheinlich spielt auch die genetische Veranlagung eine Rolle. Häufig erzählen Eltern betroffener Kinder, dass sie früher auch nicht so gut im Sport gewesen seien oder ihnen das Schreiben sehr schwergefallen sei und sie nie richtig lesbar geschrieben hätten.
Des Weiteren gibt es Hinweise, dass sich Schwangerschafts- und Geburtskomplikationen wie Frühgeburten und ein niedriges Geburtsgewicht negativ auf die motorische Entwicklung auswirken.
Ungünstige oder fehlende Unterstützung im kindlichen Zuhause, im Kindergarten oder in der Schule stellen keine bewiesene Ursache für die Entstehung einer UEMF dar.
Nicht vergessen werden darf, dass die betroffenen Kinder genauso schlau und intelligent sind, wie Kinder, die keine UEMF haben.

Kurz & knapp

Ursachen einer UEMF
Noch nicht abschließend erforscht; mögliche Ursachen sind:
- Atypische Gehirnreifung
- Genetische Veranlagung
- Schwangerschaftskomplikationen
- Frühgeburten

Häufigkeit – Wie viele Kinder haben diese Störung?

Bezüglich der Häufigkeit gibt es sehr unterschiedliche Angaben. Belegt ist, dass die motorischen Entwicklungsstörungen in verschiedenen Ländern und Kulturen auftreten und unabhängig von sozialen Schichten sind. Man geht davon aus, dass 5–7 % der schulpflichtigen Kinder unter UEMF leiden. Dabei sind Jungen deutlich häufiger betroffen als Mädchen. In den meisten Fällen bleiben die motorischen Schwierigkeiten der UEMF bis in das Jugendalter bestehen. Laut verschiedener Studien haben ca. 60 % der Jugendlichen weiterhin motorische Schwierigkeiten, die sich auch im Erwachsenenalter noch zeigen, wie z. B. beim Autofahren. Je älter die Betroffenen werden, desto mehr können sich die motorischen Probleme hin zu Störungen der Aufmerksamkeit und Konzentration, zu eingeschränktem Leseverständnis und zu geringem Selbstwertgefühl verschieben.

Folgen – Was bringt diese Störung mit sich?

Der Verlauf einer UEMF und die damit verbundenen Einschränkungen sind individuell sehr unterschiedlich und hängen von der Schwere der Ausprägung sowie der förderlichen Umgebung des Kindes ab. Trotzdem gibt es allgemeine Folgen, unter denen die Kinder in der Regel leiden.

Im Kindesalter sind die motorischen Aktivitäten und die motorische Geschicklichkeit von zentraler Bedeutung. Vor allem Kindergartenkinder und junge Schulkinder sind viel in Bewegung und definieren sich zu einem großen Teil über ihre motorischen Aktivitäten und ihr Können. Roller- und Fahrradfahren tragen z. B. entscheidend zur Mobilität im Kindesalter bei. Im Kindergarten spielen die Kinder Fang- und Wettspiele, und jedes Kind strebt danach, geschickt und schnell zu sein. Einige wetteifern, wer am weitesten hüpfen oder am besten von der Schaukel abspringen kann. Andere Kinder zählen die geschafften Seilsprünge oder spielen schnelle Abklatschspiele. In der Schule ist es wichtig, sich für den Sportunterricht schnell umziehen zu können, damit man nicht zu spät kommt. Zu Pausenbeginn müssen die Materialien ordentlich und zügig verpackt werden, um mit den anderen Kindern in der Pause spielen zu können.

Kommt es zu Einschränkungen oder Störungen im Bereich der motorischen Fertigkeiten, erleben die betroffenen Kinder häufig eine Negativspirale. So zeigt sich eine UEMF nicht nur im motorischen Bereich, sondern sie wirkt sich vor allem auch auf das soziale Verhalten und das nähere Umfeld des Kindes aus. Ungeschickte Kinder werden häufig gehänselt, ausgegrenzt, bekommen viele Ermahnungen und Aufforderungen von Erwachsenen, wie auch negative Rückmeldungen aus ihrer Altersgruppe. Die Kinder werden reizbarer und unruhig. Schlechte Schulnoten, das Meiden von Mannschaftssport, ein geringes Selbstwertgefühl und ausgeprägte Passivität sind die Folgen, die sich dann auch auf das Verhältnis zu Freund:innen und Mitschüler:innen auswirken können.

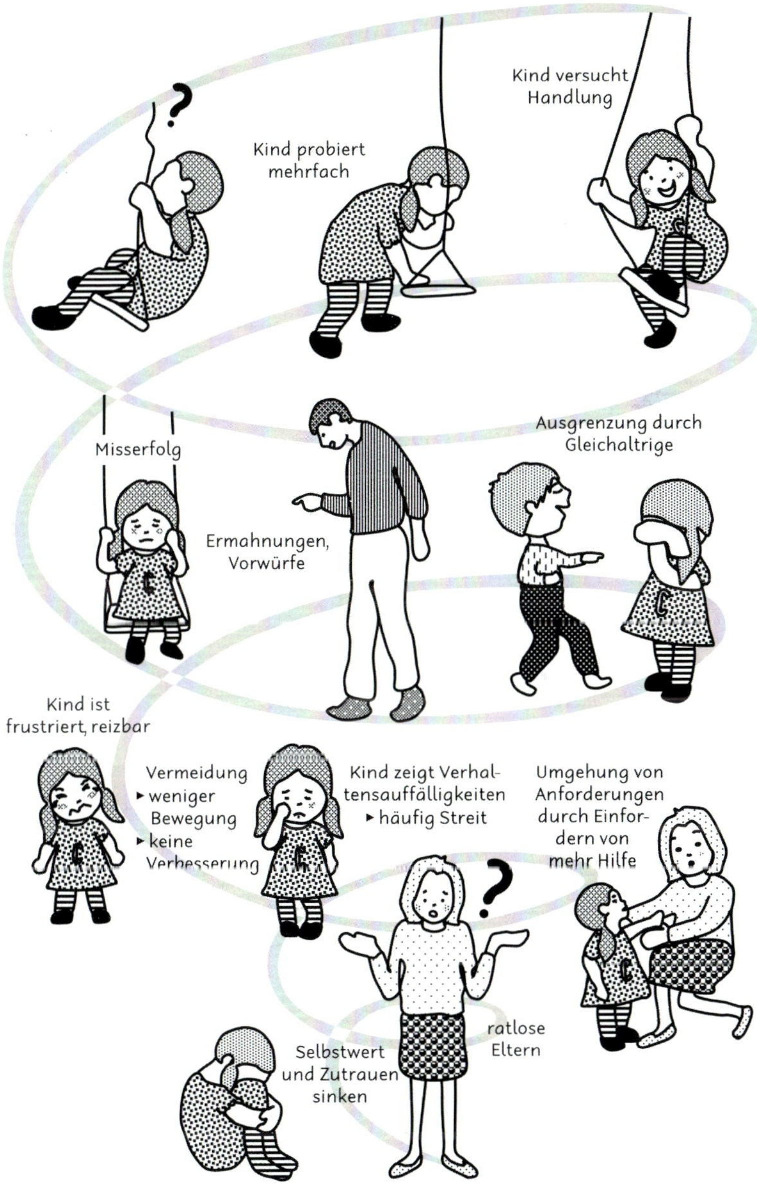
Kind probiert mehrfach
Kind versucht Handlung
Misserfolg
Ermahnungen, Vorwürfe
Ausgrenzung durch Gleichaltrige
Kind ist frustriert, reizbar
Vermeidung
▸ weniger Bewegung
▸ keine Verbesserung
Kind zeigt Verhaltensauffälligkeiten
▸ häufig Streit
Umgehung von Anforderungen durch Einfordern von mehr Hilfe
ratlose Eltern
Selbstwert und Zutrauen sinken

Abb. 1: Negativspirale bei Kindern mit UEMF

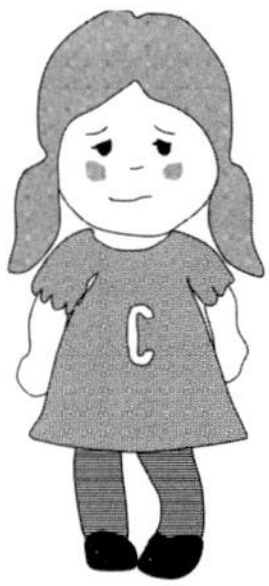

Charlotte *ist fünf Jahre alt und geht mit ihrem Papa auf den Spielplatz, um zu spielen. Charlottes Papa hat seinen Laptop mitgenommen, um noch einige Aufgaben zu bearbeiten.*

Charlotte weiß, dass ihr Papa arbeiten will, und versucht, sich allein zu beschäftigen. Die Schaukel ist gerade nicht besetzt, und da kein anderes Kind in der Nähe ist, klettert sie auf die Schaukel und versucht, selbst Schwung zu holen.

Sie versucht es immer wieder, irgendwie müssen sich ihre Beine beugen und strecken. Aber bis auf ein leichtes Schlingern klappt es nicht. Sie versucht es mehrfach, gibt dann enttäuscht auf und ruft nach ihrem Papa. Als Papa zu ihr hochschaut, sieht sie, wie ernst er guckt und mit wie wenig Lust er kommt, um ihr Schwung zu geben. Als Papa ihr Schwung gibt, sagt er, dass es endlich Zeit wird, dass sie es selbst lernt. „So schwer kann es ja wohl nicht sein." Aus den Augenwinkeln sieht sie ein anderes Kind über sie lachen, bevor es geschickt auf die Nachbarschaukel klettert und sich im Nu in Schwung bringt. Charlotte hat plötzlich keine Lust mehr zu schaukeln und ist ganz traurig und frustriert. Sie ärgert sich über sich und ihren Papa. Wie üblich in solchen Situationen wird sie ganz unzufrieden mit sich und bekommt schlechte Laune.

Bei den nächsten Spielplatzbesuchen klettert sie gar nicht mehr auf die Schaukel, sie will es auch nicht mehr probieren und macht einen Bogen um die Schaukel. Sie geht lieber in den Buddelkasten, dort kann ihr nichts passieren. Kuchen backen kann sie schließlich. Sie schaukelt jetzt nur noch, wenn ihre Eltern sie auf die Schaukel setzen und sofort anschubsen. Allein probiert sie es gar nicht mehr.

Charlotte ist in eine Negativschleife geraten. Sie hat die Lust und ihren Antrieb, schaukeln zu lernen, verloren und übt auch nicht mehr. Sie hat das Gefühl, es nicht mehr lernen zu können und traut sich so etwas Schwieriges wie Schaukeln nicht mehr zu. Sie wird immer trauriger und will überhaupt nicht mehr auf den Spielplatz gehen. Wenn ihre Eltern sie fragen, wird sie ganz wütend und sagt, dass sie lieber zu Hause bleiben will. Charlottes Eltern sind ratlos, eigentlich geht sie doch gerne auf den Spielplatz und Üben würde ihrer Tochter sicher guttun. Aber in letzter Zeit macht sie kaum noch etwas allein. Sie fragt oft nach Hilfe, ohne es selbst auszuprobieren. Da sie so oft verzweifelt, wütend oder gereizt ist, übernehmen ihre Eltern meist die Dinge, nach denen sie fragt. Häufig bleibt einfach nicht die Zeit, es sie allein probieren zu lassen. Außerdem haben sie dann auch weniger Streit in der Familie. Die Eltern fragen sich manchmal, ob die Dinge einfach noch zu schwer für Charlotte sind und ob sie sie einfach irgendwann später lernen wird. Aber sicher sind sie nicht und sie machen sich oft Gedanken, wie der richtige Weg wäre, ihre Tochter zu unterstützen.

Begleitend zur UEMF und der beschriebenen Negativspirale können auch andere Entwicklungsstörungen und Verhaltensauffälligkeiten auftreten. Am häufigsten gibt es folgende, parallel vorkommende Diagnosen:

- ADHS/ADS
- Lese-Rechtschreibstörungen
- Sprachstörungen
- Störungen des Selbstwerts und Selbstbewusstseins
- Adipositas
- Depressionen
- Angststörungen

Kurz & knapp

Mögliche Folgen einer UEMF:

- Häufig negative Rückmeldungen, Ermahnungen
- Viele wiederholende Aufforderungen
- Soziale Ausgrenzung
- Psychische Folgen: Gereiztheit, Unruhe, Vermeidungstendenzen
- Geringes Selbstwertgefühl
- Passivität
- Schlechte Schulnoten

Diagnostik – Wie wird die UEMF untersucht und erkannt?

Bereits im Kleinkind- oder frühen Kindergartenalter zeigen sich in der Regel erste Auffälligkeiten und Anzeichen einer UEMF. Manche Kinder bewegen sich ungern, vermeiden es zu klettern und zu schaukeln *(siehe Charlotte)* oder haben es sehr schwer, Laufrad- oder Rollerfahren zu lernen. Andere Kinder bewegen sich sehr viel, aber auch sehr heftig, ihnen passieren oft Missgeschicke und sie können nur schwer ruhig sitzen *(siehe Peter)*. Trotzdem kommt es häufig erst im Vorschul- oder Schulalter zur Diagnosestellung. In der Literatur werden verschiedene Gründe für die meist sehr späte Diagnosestellung angeführt:

- **Das fehlende Wissen über UEMF:** Viele Bezugspersonen, wie Eltern, Erzieher:innen und Lehrer:innen, kennen die Diagnose UEMF nicht und können die Probleme der Kinder daher nicht einordnen.
- **Die mangelhafte Einschätzung der Bezugspersonen:** Häufig werden die Probleme der Kinder von den Bezugspersonen noch nicht als solche gewertet. Sie werden vielleicht

als Schwierigkeiten wahrgenommen, aber noch nicht als Störung oder ernsthaftes Problem eingestuft.

- **Die Hoffnung, dass sich die Schwierigkeiten verwachsen werden:** Dies ist ebenfalls ein Grund, warum die Diagnose häufig erst sehr spät gestellt wird. Eltern und andere Bezugspersonen gehen davon aus, dass das Kind einfach aus den Schwierigkeiten herauswachsen und mit dem Alter geschickter werde und sich besser bewegen könne. Dies ist jedoch bei einer UEMF nicht der Fall.
- Und häufig wird **die Ungeschicklichkeit erst im Kindergarten oder der Schule richtig sichtbar:** Erst wenn die Kinder tagsüber in einer sozialen Einrichtung sind und dort im direkten Vergleich zu anderen Kindern agieren und lernen und auch gezielte motorische Anforderungen bewältigen müssen, werden die Probleme deutlich sichtbar. Im Vergleich zu anderen gleichaltrigen Kindern, die dieselben Anforderungen in derselben Umgebung umsetzen können, können nun die Probleme eines betroffenen Kindes nicht mehr übersehen oder anderweitig erklärt werden. Dieser Vergleich fehlt bei zu Hause betreuten Kindern oft.

Wenn aufseiten der Eltern, durch andere Bezugspersonen, des Kinderarztes oder der Kinderärztin ein Verdacht besteht, dass ein Kind Koordinationsstörungen hat, sollte folgender Ablauf eingehalten werden:

Sie beobachten, dass Ihrem Kind viele Missgeschicke passieren. Es ist motorisch ungeschickt und erlebt immer wieder Misserfolge in alltäglichen, kindlichen Handlungen. Oder Sie haben schon mehrfach den Hinweis von Erzieher:innen oder Lehrer:innen Ihres Kindes bekommen, dass es sich im Vergleich zu anderen gleichaltrigen Kindern in bestimmten motorischen Handlungen sehr schwertut. In diesen Fällen sollten Sie einen Termin bei Ihrem behandelnden Kinderarzt oder Ihrer Kinderärztin vereinbaren. Vielleicht werden Sie aber auch im Rahmen der U-Vorsorgeuntersuchungen auf bestehende Schwierigkeiten Ihres Kindes aufmerksam gemacht.
Im Rahmen der Vorstellung beim Kinderarzt oder der Kinderärztin werden Sie und Ihr Kind dann gebeten, die bestehenden Probleme im täglichen Leben aus Ihrem Alltag zu schildern. Ihr Kinderarzt bzw. Ihre Kinderärztin wird sich erkundigen, welche Aufgaben und Handlungen Ihr Kind gut kann und welche ihm schwerfallen. Dabei werden Sie über die verschiedenen Lebensbereiche Ihres Kindes Auskunft erteilen. Wie versorgt sich Ihr Kind selbst? Welche Aufgaben kann es selbstständig und zügig erledigen, wo benötigt es viel Hilfe und Unterstützung? Was ist für Ihr Kind zu Hause, im Kindergarten oder in der Schule leicht und was fällt besonders schwer? Womit beschäftigt sich Ihr Kind in seiner Freizeit? Gibt es Dinge, die Ihr Kind gern können möchte, die ihm aber nicht gelingen?

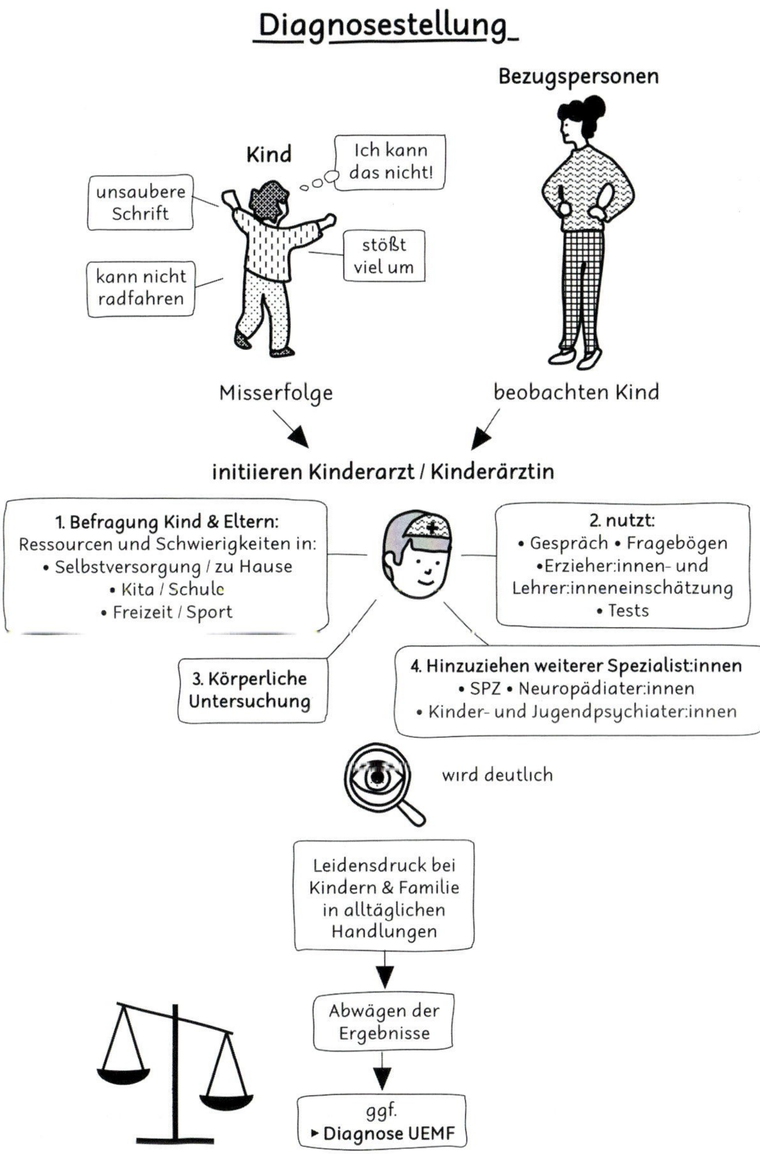

Abb. 2: Diagnosestellung bei UEMF

Mithilfe von Gesprächen, Fragebögen und Einschätzungen der Erzieher:innen und Lehrer:innen verschafft sich Ihr Kinderarzt/Ihre Kinderärztin einen Überblick über die Schwierigkeiten Ihres Kindes.
Um andere Krankheiten oder Diagnosen auszuschließen, wird Ihr Kind auch körperlich untersucht. Dieses Vorgehen kennt Ihr Kind von den Vorsorgeuntersuchungen.
Für weitere Ergebnisse kommen noch zusätzliche Testverfahren und Beobachtungsverfahren wie z. B. Motoriktests oder Betätigungsanalysen zum Einsatz. Diese werden entweder in der kinderärztlichen Praxis oder auch durch erfahrene Heilmittelerbringer wie Ergotherapeut:innen und Physiotherapeut:innen erbracht.
Ziel der Untersuchungen und Testverfahren ist es, herauszufinden, ob die motorischen Leistungen Ihres Kindes von denen Gleichaltriger abweichen. Dafür werden zum Beispiel speziell entwickelte Motoriktests verwendet, in denen Kinder festgelegte und an ihr Alter angepasste motorische Aufgaben durchführen sollen. Anhand von Normtabellen wird dann abgelesen, ob Ihr Kind die Aufgaben so gut bewältigt, wie die Mehrzahl der Kinder in seinem Alter, oder ob es außerhalb des Normbereichs liegt und somit ein auffälliges Testergebnis zeigt.
Sollten die Untersuchungsergebnisse unklar oder unschlüssig sein, wird Ihr Kinderarzt bzw. Ihre Kinderärztin weitere Spezialisten, wie z. B. Neuropädiater:innen, ein Sozialpädiatrisches Zentrum (SPZ) oder Kinder- und Jugendpsychiater:innen, hinzuziehen.

Nach der geltenden medizinischen Leitlinie sollen Kinder- und Jugendärzte und -ärztinnen die Diagnose einer UEMF auf der Grundlage von vier Bewertungskriterien erstellen:

1. Die **motorische Leistungsfähigkeit** des Kindes muss **deutlich unter** der von **Gleichaltrigen** liegen. Wichtig ist dabei, zu erfassen, ob das Kind überhaupt die entsprechenden Möglichkeiten hatte, die betrachteten Fertigkeiten zu erwerben.
   Ein Kind, das kein bzw. kein angemessenes, auf sich angepasstes Fahrrad hat, wird das Fahrradfahren nicht so erlernen können wie andere Gleichaltrige.
2. Die vorliegenden **Bewegungs- und Koordinationsschwierigkeiten** zeigen einen deutlichen Einfluss auf die **kindlichen Alltagsfertigkeiten** (z. B. Verschlüsse öffnen und schließen, Zubereitung von Essen) oder die schulischen oder beruflichen Leistungen (z. B. Basteln, Schreiben, Umgang mit Werkzeugen).
3. Die **Bewegungs- und Koordinationsprobleme** können **nicht durch andere** bestehende körperliche oder neurologische Erkrankungen oder Verhaltensstörungen erklärt werden (z. B. Trisomie 21, Autismusspektrum-Störung, Intelligenzminderung).
4. Die **Symptome** müssen **in der Kindheit** begonnen haben.

Nach Abwägung aller Ergebnisse, die den deutlichen Leidensdruck der Kinder und ihrer Familien im alltäglichen Leben untermauern, wird die Diagnose UEMF durch den Arzt/die Ärztin gestellt.

Kurz & knapp

UEMF-Diagnosestellung erfolgt durch folgende Berufsgruppen:

- Kinder- und Jugendarzt/-ärztin
- Kinder- und Jugendpsychiater:in
- Kinder- und Jugendpsychotherapeut:in
- In einem Sozialpädiatrischen Zentrum (SPZ)

Kurz & knapp

Kriterien zur Diagnosestellung:

- Leidensdruck des Kindes und der Familie
- Bewegungs- und Koordinationseinschränkungen beeinflussen alltägliche, kindliche Handlungen
- Motorische Leistung liegt deutlich unter der von Gleichaltrigen
- Ausschluss anderer Erkrankungen

Genutzt werden:

- Anamnesegespräche
- Fragebögen
- Motoriktests
- Körperliche Untersuchungen

In der Regel erfolgt eine Diagnosestellung im fünften Lebensjahr. Sollte ein Kind bereits in früheren Jahren deutliche motorische Auffälligkeiten zeigen, ist es sehr wichtig, die Entwicklung engmaschiger von dem Arzt/der Ärztin beobachten zu lassen und alle Bezugspersonen des Kindes zu beraten, um eine frühzeitige Förderung und Unterstützung anzubahnen.

Wird bei Ihrem Kind die Diagnose UEMF gestellt, erfolgt in der Regel eine Empfehlung oder eine Verschreibung zur Ergo- oder Physiotherapie in Form einer ausgestellten Heilmittelverordnung. Durch die Heilmittelverordnung verordnet der Arzt/die Ärztin ein Heilmittel und notiert für die zukünftigen Therapeut:innen, welche Art der Behandlung, wie oft und durch wen erbracht werden soll. Ebenso legt sich der Arzt/die Ärztin auf eine bestimmte Form der UEMF fest und codiert diese auf der Verordnung nach den ICD-10-Kriterien.

Die Diagnose wird dabei folgendermaßen differenziert:

Tab. 1: Codierung der UEMF-Diagnosen

ICD-10 Code	Diagnose
F 82.0	Umschriebene Entwicklungsstörung der Grobmotorik
F 82.1	Umschriebene Entwicklungsstörung der Fein- und Graphomotorik
F 82.2	Umschriebene Entwicklungsstörung der Mundmotorik
F 82.9	Umschriebene Entwicklungsstörung der motorischen Funktionen, nicht näher bezeichnet

| Therapieansätze – Was hilft, mit der Störung zu leben und die Symptome zu mildern?

Die Arbeitsgemeinschaft der Wissenschaftlichen Medizinischen Fachgesellschaften (AWMF) hat im Mai 2020 eine Leitlinie für die Behandlung von Kindern mit UEMF (AWMF-Register Nr: 022/017) veröffentlicht. Diese Leitlinie hat unter anderem zum Ziel, Richtlinien für eine wissenschaftlich basierte Diagnostik und Behandlung aufzustellen. Des Weiteren werden Empfehlungen für ein nachweislich wirksames und effektives therapeutisches Vorgehen ausgesprochen, um die Belastungen der Kinder mit UEMF und die Lebensqualität der betroffenen Familien zu verbessern.
Eine der wichtigsten Aussagen der Leitlinie ist, Kinder mit einer UEMF-Diagnose auf jeden Fall therapeutisch zu betreuen. Studien belegen, dass sich eine diagnostizierte UEMF nicht verwächst oder mit fortschreitendem Alter auflöst, sondern Kinder und Jugendliche dringend therapeutische Hilfe benötigen. Je eher die therapeutischen Maßnahmen angeboten und umgesetzt werden, desto besser sind die Chancen, dass die Kinder schneller lernen, erlerntes Fehlverhalten umzustellen, und unter weniger sekundären Folgen leiden. Ein Kind, dessen Defizite erst mit zehn Jahren diagnostiziert und behandelt werden, hat meist schon viele unerwünschte Verhaltensmuster und ungünstige motorische Muster automatisiert und muss dann lernen, diese zu überschreiben. Es muss alte, ungünstige Verhaltens- und Bewegungsmuster löschen und neu erlernen. Ein fünfjähriges Kind hat bislang noch nicht so viele negative Erfahrungen und Misserfolge gesammelt und kann bestimmte motorische Muster ganz neu lernen, ohne andere Muster überschreiben zu müssen. Dies erfordert deutlich weniger Anstrengung und Mühe und erleichtert das motorische Lernen. Spätfolgen oder Sekundärprobleme sollen somit vermieden werden.

Im Mittelpunkt der Therapie stehen alltagsbezogene Handlungen. Die Behandlung wird auf den Alltag des Kindes und seine Umwelt angepasst und beinhaltet vor allem aufgabenorientierte Ansätze. Das Kind bestimmt zusammen mit seinen Eltern, welche Handlungen in seinem individuellen Alltag und sozialen System von Bedeutung sind und welche Ziele bearbeitet werden. Dieses Vorgehen wird als bedürfnis- und klientenzentrierte Praxis bezeichnet und von der Leitlinie gefordert.

Eine weitere wichtige Forderung bei der Behandlung der UEMF ist die enge Einbeziehung des sozialen Umfelds des Kindes in die Therapie, d. h. Eltern, Erzieher:innen und Lehrer:innen entsprechend zu schulen, dass sie das Kind beim Übertragen des Gelernten in den Alltag unterstützen, um auf diese Weise den Transfer des Gelernten zu fördern. Das soziale

Umfeld des Kindes soll lernen, die kindlichen Probleme zu erkennen, zu akzeptieren und förderlich damit umzugehen. Bei der Beratung und Schulung des sozialen Umfeldes des Kindes geht es schwerpunktmäßig um die Gestaltung eines angenehmen familiären und schulischen Lernklimas. Wie sieht die optimale kindliche Förderung aus? Was kann von einem Kind in seinem Alter und mit seinen Schwierigkeiten gefordert werden? Wie können Unter- und Überforderung vermieden werden? Und wie lässt sich das Selbstwertgefühl des Kindes steigern? Mit diesem Vorgehen wird die aktive Problemlösung des Kindes gefördert.

Im Hinblick auf die therapeutischen Maßnahmen ist es wichtig, zu verstehen, dass sich eine UEMF nicht auswächst und auch durch eine Therapie nicht vollständig verschwinden kann. Studien zeigen jedoch, dass Kinder mit UEMF durch Therapien befähigt werden, ihre motorischen Aufgaben besser und zufriedenstellender auszuführen. Durch erlernte Problemlösungsstrategien und motorische Tipps kommt es zu einer deutlichen Entlastung des Kindes im Alltag. Von erfolgreichen Alltagshandlungen profitiert nicht nur das Kind, sondern auch das gesamte soziale Umfeld. Es treten weniger Konflikte zu Hause auf, weil das Kind zum Beispiel weniger am Tisch kleckert und umstößt. In der Schule kann das Kind seine Aufgaben schneller und vollständiger erledigen, wenn es lesbarer und zügiger schreiben kann. Es gibt weniger Zeitdruck am Nachmittag, da weniger nachgearbeitet werden muss.

In der Leitlinie werden das CO-OP (Cognitive Orientation to daily Occupational Performance) und das NTT (Neuromotor Task Training) konkret als Behandlungsmethoden empfohlen. Beide Ansätze werden im Folgenden kurz erläutert, bevor im Kapitel „*Was bietet die Ergotherapie*“ ausführlicher auf den CO-OP-Ansatz und seine Techniken eingegangen und beides an Fallbeispielen verdeutlicht wird.

Der Behandlungsansatz CO-OP

Ein aufgabenorientierter, klientenzentrierter ergotherapeutischer Therapieansatz ist der in Kanada von Polatajko und Mandich entwickelte CO-OP-Ansatz. Das CO-OP (dt: Kognitive Orientierung bei der alltäglichen Betätigungsausführung) ist ein effizienter und durch Studien in seiner Wirksamkeit belegter Therapieansatz, der durch entsprechend geschulte Therapeut:innen eingesetzt wird. Entwickelt wurde dieser Therapieansatz speziell für 5- bis 6-jährige Kinder mit UEMF, eingesetzt wird er mittlerweile jedoch auch für ältere Kinder und sogar Erwachsene. Die individuellen Bedürfnisse und Betätigungsziele des Kindes und seiner Eltern stehen im Mittelpunkt der Therapie.

Ziel ist es, das Kind bei der Bewältigung problematischer motorischer Fertigkeiten und Aufgaben zu unterstützen. Mithilfe des CO-OP erlernt das Kind eine globale Problemlösungsstrategie, die ihm hilft, seinen Alltag sicherer und selbstbestimmter zu bewältigen. Mit der globalen Strategie **„Ziel-Plan-Tu-Check“** lernt es, aktuelle Herausforderungen wie auch neu auftretende Aufgaben und Probleme selbst zu bearbeiten und zu lösen. Dabei werden motorische Bewegungen und das selbstständige Denken und Planen geübt. Um das Kind in seinem Alltag zu begleiten und beim Fertigkeitserwerb zu unterstützen, ist es wichtig, dass ein Elternteil oder eine andere wichtige Bezugsperson die Therapie begleitet und somit die Techniken des CO-OP mit erlernt. Die häusliche Unterstützung des Kindes durch eine enge Bezugsperson sorgt dafür, dass das Kind schneller lernt:

- die CO-OP-Strategie „Ziel-Plan-Tu-Check“ anzuwenden,
- ins Handeln zu kommen,
- eigene Lösungen zu finden,
- seine Pläne anzupassen
- und zukünftige schwierige Aufgaben selbstständiger und sicherer zu bewältigen.

Das Gelernte zu Hause umzusetzen, anzuwenden und zu üben wird als Transfer in den Alltag bezeichnet.

Der Ablauf von CO-OP ist sehr strukturiert und aufbauend gestaltet. So beginnt die CO-OP-Therapie mit der Klärung dreier Fragen:

- Welche Betätigungen fallen dem Kind schwer?
- Welche konkrete Aufgabe oder Betätigung möchte das Kind lernen und durchführen?
- Was ist ihm wichtig?

Kinder lernen während der CO-OP-Therapie aufgabenspezifische Strategien kennen, die sogenannten „Tricks“. Sie instruieren sich selbst, indem sie sich ihre Tricks laut vorsagen. Das Kerngerüst ist die Ziel-Plan-Tu-Check-Strategie:

Ziel: Das Kind formuliert sein Ziel: Was will ich genau tun?
Plan: Es überlegt und plant: Wie mache ich das genau?
Tu: Es führt seinen Plan durch.
Check: Nun überprüft das Kind, ob es seinen Plan durchgeführt hat und ob er gut oder nicht so gut geklappt hat.

Diese globale Strategie dient dazu, gezielt die unter dem Kapitel *„Symptomatik – Woran erkennt man eine UEMF?“* identifizierten Schwächen der UEMF zu adressieren. Außerdem lernt das Kind bei der Problemlösung und Aufgabenbewältigung, dass es nicht schlimm ist, wenn sein Plan nicht so gut funktioniert hat. Es lernt, an der Aufgabe und der Lösung dranzubleiben, und überlegt, was sich ändern müsste, damit der Plan das nächste Mal besser gelingt. Das Kind macht sich einen neuen Plan bzw. ändert seinen bisherigen Plan etwas ab und probiert ihn noch einmal. Bis der Plan am Ende funktioniert und das Kind sein Ziel erreicht.

Therapeut:innen, die nach dem CO-OP-Ansatz arbeiten möchten, benötigen eine Zusatzausbildung, um die Kinder mit ihren Familien kompetent begleiten zu können.

Der Behandlungsansatz NTT

Das Neuromotor Task Training oder „Neuromotorisches Aufgabentraining" ist ein physiotherapeutischer Ansatz, der in den Niederlanden von B. Smits-Engelsmann und A. van Tuyl ebenfalls speziell für Kinder mit UEMF entwickelt wurde. Auch dieser Ansatz verfolgt einen klientenzentrierten und aufgabenorientierten Schwerpunkt, der auf den Grundsätzen des motorischen Lernens basiert. Im Gegensatz zum CO-OP-Ansatz bekommen die Kinder in der NTT-Therapie die Strategien für die individuelle Aufgabenbewältigung vorgegeben und erarbeiten sich diese nicht selbst. Somit können auch Kinder mit geringeren Sprachfähigkeiten von der Therapie profitieren.

Die zu erlernenden Aufgaben werden in verschiedene Lernstadien und -stufen unterteilt:

Verständnis: Das Kind lernt, was es zu tun hat, und es lernt, seine Aufgaben in einzelne Handlungsschritte zu unterteilen.
Erlernen: Es erlernt die Durchführung der einzelnen motorischen Teilschritte.
Automatisierung: Durch Übung, Variationen und Wiederholungen automatisiert das Kind die motorische Durchführung, sodass es zunehmend weniger Aufmerksamkeit und Kraft benötigt, seine Aufgabe umzusetzen.

Im Rahmen der Therapie werden Abwandlungen, Steigerungen und Variationen angeboten, um den Transfer der motorischen Aufgabe in den Alltag zu bewirken.

Auch für die Anwendung des NTT-Ansatzes in der Therapie benötigen die Therapeut:innen eine zusätzliche Qualifikation in Form einer absolvierten Fortbildung.

CO-OP und NTT sind die beiden in der Leitlinie empfohlenen Therapieansätze. Sie werden insbesondere durch die beiden Gruppen der Heilmittelerbringer – Ergo- und Physiotherapeut:innen – angeboten. Beide Berufsgruppen sind dafür ausgebildet und befähigt, die motorische Entwicklung von Kindern zu begutachten und zu analysieren. Sie beurteilen dabei, wie gut ein Kind in seinem Alltag, unter seinen spezifischen Umweltanforderungen, gegeben durch sein Zuhause, den Kindergarten oder die Schule, zurechtkommt. Sie sind geschult, die Bezugspersonen zu beraten und im Umgang mit den betroffenen Kindern zu unterstützen und anzuleiten. Dabei geht es vor allem darum, dass die begleitenden Erwachsenen:

- die Probleme des Kindes frühzeitig erkennen und positiv regulierend darauf einwirken
- gute Voraussetzungen schaffen, um die angestrebten motorischen Ziele zu üben und auszubauen, z. B. durch Anpassung der Umgebung
- vermeiden, sekundäre Probleme aufzubauen
- Strategien vermittelt bekommen, um die an die Kinder gestellten Aufgaben anzupassen. Über- und Unterforderung sollen vermieden werden
- die körperlichen Aktivitäten der Kinder fördern

In der Therapie ist es wichtig, dass die Kinder motiviert werden und nicht das Gefühl bekommen, überfordert zu werden. Andererseits sollen sie lernen, sich anzustrengen und selbst aktiv und handlungsfähig zu werden. Im therapeutischen Kontext lernen die Kinder, was ihre Stärken und Ressourcen sind, um ein positives Selbstbild aufzubauen und Selbstwirksamkeit zu erleben. Das Erkennen der eigenen Grenzen, das Erlernen aktiver Problemlösungen und das Anwenden von Kompensationsstrategien sind Ziele der therapeutischen Arbeit.

| Was bietet die Ergotherapie?

Eine wesentliche Therapieform, oder ein sogenanntes Heilmittel, welches u.a. auch darauf spezialisiert ist, Kinder mit UEMF zu begleiten, ist die Ergotherapie. Allgemein werden in der Ergotherapie Menschen jeden Alters, die in ihrer Handlungsfähigkeit eingeschränkt oder von Einschränkung bedroht sind, unterstützt und begleitet. Ziel ist es, die Klient:innen bei der Durchführung der für sie bedeutungsvollen Betätigungen in den Bereichen Selbstversorgung, Produktivität und Freizeit in ihrer individuellen Umwelt zu stärken. Hierbei kommen spezifische Aktivitäten, Umweltanpassung und Beratung zum Einsatz, um dem Menschen im Alltag die größtmögliche Selbstständigkeit, eine gesellschaftliche Teilhabe und die Verbesserung seiner Lebensqualität zu ermöglichen (DVE 2007).

Ergotherapeut:innen sind Spezialist:innen für den Alltag. Sie arbeiten klientenzentriert, begleiten beim Finden von Lösungen und befähigen somit ihre Klient:innen zum Handeln. In der Ergotherapie werden grundsätzlich Erwachsene, Jugendliche, Kinder oder Säuglinge mit ihren jeweiligen Bezugspersonen behandelt. In diesem Ratgeber wird es jedoch ausschließlich um die Therapie von Kindern gehen, die dennoch stets im Zusammenwirken mit ihren jeweiligen Bezugspersonen durchgeführt werden muss.

Laut Leitlinie der UEMF geht es bei der Behandlung immer um den Alltag des Kindes, darum, ins Handeln zu kommen und individuelle Problemlösungen zu finden. Die Aufgabenbereiche und Zuständigkeiten der Ergotherapie decken sich mit den Anforderungen einer leitliniengerechten Versorgung der Kinder mit UEMF, womit die Ergotherapie eine passende und wirksame Therapie bei UEMF darstellt (siehe Tabelle 1). Erste Studien belegen dies bereits.

Neben konkreten Alltagsübungen und der Beratung der Angehörigen von Kindern mit UEMF-Symptomatik sind die Versorgung mit Hilfsmitteln und die Wohnraumanpassung weitere Bausteine der Therapie. So werden Kinder mit Schreibproblemen z.B. bezüglich eines geeigneten Stuhls, Schreibtischs oder passender Schreibgeräte beraten.

Tab. 2: Gegenüberstellung Ansprüche der Behandlung von UEMF und die Aufgabenbereiche der Ergotherapie

Ansprüche an die Behandlung von UEMF laut Leitlinie	Aufgabenbereiche der Ergotherapie laut Definition
UEMF betrifft vorrangig Kinder im Alter von 4-7 Jahren.	Ergotherapeut:innen behandeln Kinder jeden Alters im Fachbereich Pädiatrie.
Die Behandlung soll auf den Alltag des Kindes und seine Umwelt angepasst sein. Das Kind bestimmt zusammen mit seinen Eltern, welche Handlungen in seinem individuellen Alltag und sozialen System von Bedeutung sind.	Ergotherapeut:innen arbeiten betätigungs- und klientenzentriert und erfassen somit den individuellen Alltag ihrer Klient:innen sowie die dazugehörige Umwelt und Umfeldfaktoren. Die Klient:innen formulieren die für die Therapie relevanten Betätigungsprobleme.
Die Ziele sollen von den Kindern und Eltern formuliert werden.	Durch das klientenzentrierte Vorgehen moderiert der/die Ergotherapeut:in das Zielvereinbarungsgespräch, wobei die Klient:innen ihre Ziele selbst bestimmen.
Ziel und Medium der Therapie ist die Durchführung von Alltagshandlungen, um die individuellen Betätigungsprobleme zu verbessern.	Ergotherapeut:innen sind zuständig für die Verbesserung bedeutungsvoller Betätigungen im Alltag ihrer Klient:innen. Dieses betätigungszentrierte Vorgehen beinhaltet das Üben und Anpassen der problematischen Alltagshandlungen.
In der Behandlung der UEMF sollen die Kinder Problemlösungsstrategien erlernen und motorische Tipps bekommen.	Ergotherapeut:innen begleiten beim Finden von Lösungen und entwickeln mit den Kindern Tipps und Tricks für erfolgreiches Handeln.
Die Belastungen der Kinder mit UEMF sollen reduziert und somit die Lebensqualität verbessert werden.	Ergotherapeut:innen haben zum Ziel, den Menschen im Alltag die größtmögliche Selbstständigkeit, eine gesellschaftliche Teilhabe und die Verbesserung ihrer Lebensqualität zu ermöglichen.
Ein enger Einbezug der Eltern, Erzieher:innen und Lehrer:innen in die Therapie soll gewährleistet werden. Damit soll das soziale Umfeld des Kindes geschult und der Transfer des Gelernten in den Alltag des Kindes sichergestellt werden.	In der pädiatrischen Ergotherapie sollte stets ein Elternteil in der Therapie anwesend sein. Die Eltern lernen dadurch, ihr Kind zu beobachten und optimal zu begleiten und zu Hause zu unterstützen. Im Rahmen der „Beratung zur Integration in das soziale Umfeld" ist der Austausch und die Beratung von Erzieher:innen und Lehrer:innen Bestandteil der ergotherapeutischen Leistungen.

Ergotherapie ist ein anerkanntes Heilmittel, das verschreibungspflichtig ist. Durch eine ausgestellte Heilmittelverordnung eines Arztes /einer Ärztin ist es Familien und Kindern möglich, ergotherapeutische Leistungen in Anspruch zu nehmen. Ergotherapie ist eine Leistung der gesetzlichen Krankenkasse. Die Kosten werden bei gesetzlich versicherten Kindern unter 18 Jahren vollständig von der jeweiligen Krankenkasse übernommen. Die Kostenerstattung bei privat Versicherten hängt vom jeweiligen individuellen Versorgungsvertrag mit der Krankenkasse und dem Honorarsatz der Praxis ab. In der Regel kommen auf privat Versicherte Eigenleistungen zu.
Ergotherapeutische Leistungen werden im pädiatrischen Bereich meist in ambulanten Behandlungen erbracht, also in der Ergotherapiepraxis eines niedergelassenen Therapeuten/einer niedergelassenen Therapeutin. Bei vorliegender Notwendigkeit und der Verschreibung eines Hausbesuchs durch den behandelnden Arzt/die behandelnde Ärztin kann die ergotherapeutische Leistung auch bei den Klienten zu Hause erfolgen. Aber auch stationär in Kliniken, Fördereinrichtungen wie Heimen, Kindergärten und Förderschulen, Frühförderzentren oder Werkstätten für Menschen mit Behinderungen werden ergotherapeutische Leistungen angeboten und erbracht. Ein Adressenverzeichnis mit Arbeitsschwerpunkten aller niedergelassenen Ergotherapiepraxen, die Mitglied im DVE sind, finden Sie unter: www.dve.info (Service → Ergotherapeutische Praxen, Suche).

Wie sieht das ergotherapeutische Vorgehen bei UEMF aus?

Auf den folgenden Seiten wird das ergotherapeutische Vorgehen detailliert beschrieben und anhand der eingangs geschilderten Fallbeispiele praktisch veranschaulicht.

Das Erstgespräch

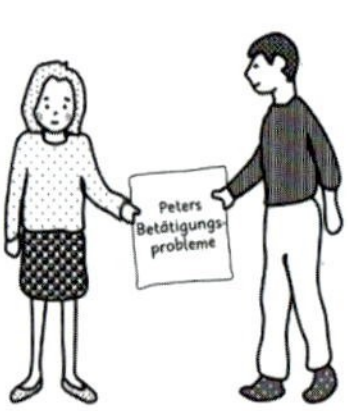

Das Erstgespräch stellt nach dem Aufnahmetelefonat und der Terminvereinbarung den ersten Kontakt zwischen dem Therapeuten/der Therapeutin und der Familie dar. Es ist empfehlenswert, das Erstgespräch in Form eines reinen Elterngesprächs, ohne die Anwesenheit des Kindes zu führen. So haben beide Elternteile und Therapeut bzw.Therapeutin Zeit, sich in Ruhe kennenzulernen, formelle und organisatorische Gegebenheiten klar abzusprechen und den Alltag des Kindes zu erheben. Sollte der Alltag der Familie durch die Probleme des Kindes sehr angespannt und belastet sein, bietet das Erstgespräch den Eltern die Möglichkeit, offen darüber zu reden, ohne dass das Kind zusätzlich belastet wird.

Die Erhebung des Alltags findet mithilfe eines klientenzentrierten und betätigungsbasierten Instruments, wie zum Beispiel des teilstrukturierten und klientenzentrierten COPM-Interviews (**C**anadian **O**ccupational **P**erformance **M**easure) statt. Hierbei werden anhand eines typischen Tagesablaufs die Stärken und Betätigungsprobleme des Kindes erfasst. Die fünf wichtigsten Betätigungsprobleme werden durch die Eltern formuliert und eingeschätzt.

Unter einem Betätigungsproblem versteht man eine Betätigung, die ein Kind gerne tun möchte, tun muss oder die von ihm erwartet wird, die das Kind jedoch nicht ausführen kann, nicht macht oder mit deren Ausführung es selbst oder die Familie nicht zufrieden ist. Für die Bestimmung des Betätigungsproblems schätzen die Eltern auf einer Skala von 1-10 ein, wie gut das Kind diese Handlungen im Alltag durchführen kann und wie zufrieden sie momentan mit der Ausführung sind. „1" bedeutet, das Kind kann die Handlung gar nicht durchführen oder die Eltern sind sehr unzufrieden mit der Durchführung, und „10" bedeutet, die Aufgabe wird sehr gut durchgeführt und es liegt eine sehr hohe Zufriedenheit vor.

Ziele des Erstgesprächs:

- Bildung einer Vertrauensbasis und eines Arbeitsbündnisses zwischen Therapeut:in und Eltern
- Klärung der Erwartungen an die Therapie vonseiten der Eltern
- Klärung der Bedingungen der Therapieunterstützung durch die Eltern
- Annahme des Behandlungsvertrags durch die Eltern
- Erhebung der Stärken und Schwächen des Kindes in seinem Alltag
- Formulierung von alltagsbezogenen Betätigungsproblemen
- Verdeutlichung des Therapieauftrags

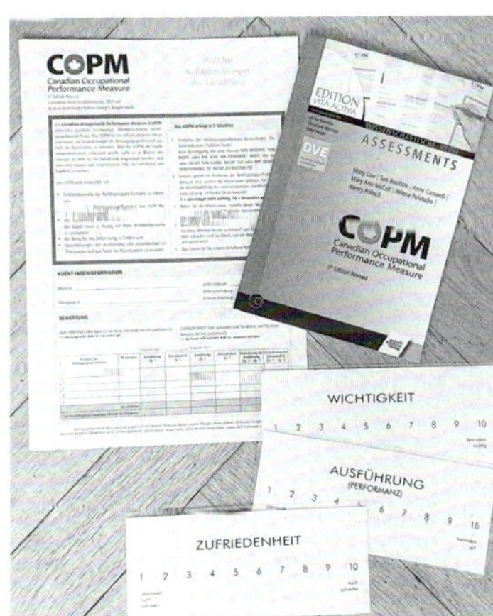

Abb. 3: Klientenzentriertes Assessment COPM

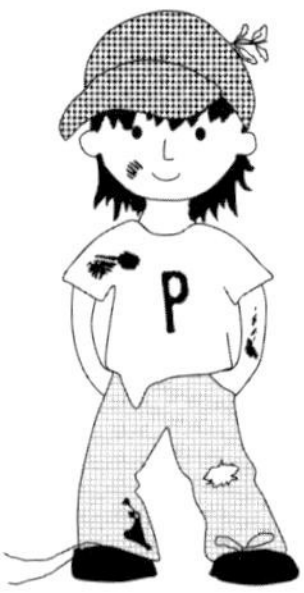

Peter

Peters Eltern erscheinen, obwohl sie getrennt sind, gemeinsam zu dem Erstgespräch. Sie werden von der Ergotherapeutin Frau Schubert begrüßt. Nachdem sie einen Rundgang durch die Praxisräume gemacht haben, setzen sie sich in das Besprechungszimmer. Da beide Elternteile das Sorgerecht haben und auch gleichviel Zeit mit Peter verbringen, sehen sie beide die Schwierigkeiten, die Peter bei der Bewältigung seines Alltags hat. Peters Vater empfindet die Wichtigkeit der Probleme zwar anders als Peters Mutter, aber beide sind bedrückt und manchmal ratlos, wie sie ihr Kind angemessen unterstützen können.

Frau Schubert stellt sich den Eltern vor und erklärt den Ablauf des Erstgesprächs. Es müssen organisatorische Gegebenheiten, wie zum Beispiel die Terminabsprachen, die Überprüfung der Verordnung, die Schweigepflichtsentbindung und die Erklärung zum Datenschutz besprochen und im Behandlungsvertrag unterschrieben werden.

Anhand einer Abbildung werden Peters Eltern die Möglichkeiten und der Ablauf der Ergotherapie erklärt. Ihnen werden die wichtigen Schwerpunkte der Ergotherapie – die Betätigungsorientierung, die Klientenzentrierung und der Alltagsbezug – erklärt und somit verdeutlicht, worauf es im weiteren Gespräch ankommt.

Mithilfe des teilstrukturierten, auf die alltäglichen Aufgaben und Anforderungen Peters und seiner Familie fokussierten COPM-Interviews berichten die Eltern nun abwechselnd von einem typischen Tagesablauf Peters. Frau Schubert bekommt dadurch einen sehr guten Einblick in Peters Stärken, Vorlieben und die Schwierigkeiten, die er im Alltag hat (siehe Tabelle 3).

Obwohl Peter das Radfahren noch am besten von seinen Betätigungsproblemen ausführen kann, ist es den Eltern jedoch am wichtigsten. Die Familie besitzt kein Auto und Peter muss durch das Wechselmodell der elterlichen Betreuung häufig Wege bewältigen, die zukünftig selbstständig mit dem Fahrrad gefahren werden sollen. Auch zur Schule soll er im nächsten Jahr sicher mit dem Rad fahren können, daher entscheiden sich die Eltern für dieses Problem an erster Stelle.

Am Ende des Gesprächs fasst Frau Schubert die Ergebnisse und ihren Behandlungsauftrag zusammen, der neue Termin wird besprochen und alle verabschieden sich.

Tab. 3: COPM von Peter: die fünf wichtigsten Betätigungsprobleme

Betätigungsprobleme	Ausführung	Zufriedenheit
1. Peter kann nicht selbstständig Fahrrad fahren. Er braucht Hilfe beim Aufsteigen und Losfahren.	4	3
2. Wenn Peter seine Eltern und andere Kinder begrüßt, ist er sehr ungestüm. Er drückt sie sehr kräftig und lange und merkt nicht, wenn es den anderen Personen unangenehm ist.	2	3
3. Peter kleckert sehr viel beim Essen, vor allem morgens beim Müsliessen und wenn es Suppe oder Soße gibt.	3	2
4. Peter ist sehr ungeschickt bei der Benutzung von Besteck, er kann sich kein Brot schmieren.	3	5
5. Wenn Peter malt, ist er sehr schnell und nicht sorgfältig. Ihm gelingt es nicht, sauber auszumalen.	2	5

Das Kennenlernen von Kind und Therapeut:in

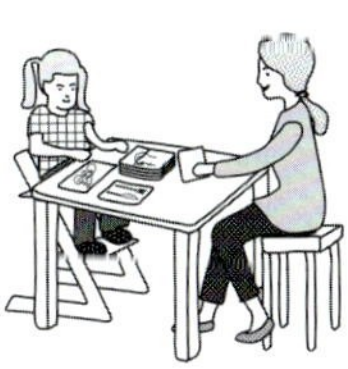

In der folgenden Therapieeinheit steht das Kind im Mittelpunkt. Es lernt den Therapeuten/die Therapeutin und die Praxis kennen, wobei die Stärken und Schwächen diesmal aus Sicht des Kindes erfasst werden. Das Kind bekommt die Gelegenheit, seine Betätigungsbedürfnisse zu formulieren und zu erzählen, was ihm wichtig ist und was nicht.

Zum Erfassen der Stärken und Schwächen der kindlichen Betätigungen gibt es unterschiedliche Instrumente. Auch hier werden klientenzentrierte und betätigungsbasierte Instrumente eingesetzt.

Abhängig vom Alter der Kinder stehen den Ergotherapeut:innen z. B. folgende Möglichkeiten zur Auswahl:

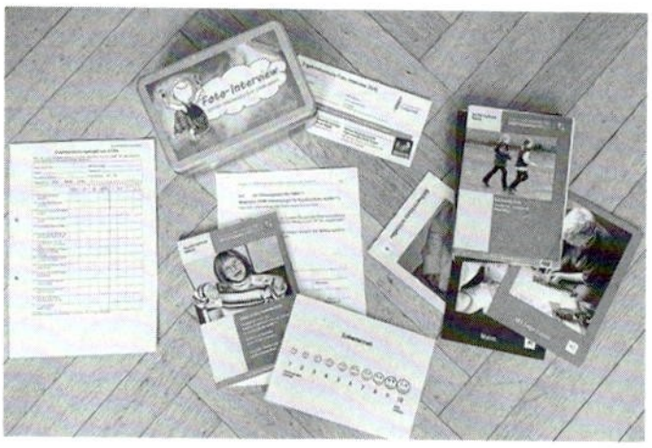

Abb. 4: **Klientenzentrierte Assessments für Kinder**

- Fotokarten „Kids Activity Cards“
- Fotokarten „Bilder sprechen lassen“
- „Fotointerview“ für die Grundschule und Jugendliche
- COPM[a-kids]
- COSA (Child Occupational Self Assessment 2.2)

Ziele des Kennenlernens:

- Vertrauensbasis und Arbeitsbündnis zwischen Therapeut:in und Kind durch ruhiges Kennenlernen schaffen
- Dem Kind Orientierung und Sicherheit geben
- Basis für eine gute Lernatmosphäre schaffen
- Kindliche Betätigungsbedürfnisse im Alltag aus Sicht des Kindes erfassen
- Motivation wecken

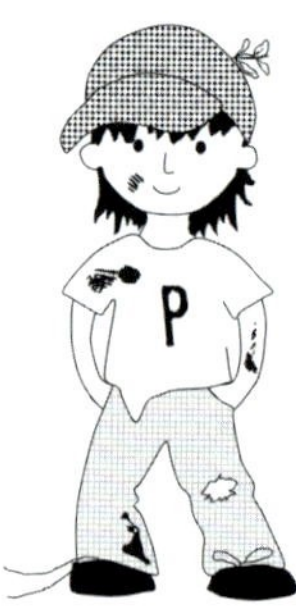
P

Peter

Zur nächsten Ergotherapiestunde erscheint Peters Mutter mit ihm in der Ergotherapiepraxis. Frau Schubert kann sich nun, nachdem sie Peters Eltern schon kennt und alles Wichtige besprochen ist, ganz auf Peter konzentrieren. Sie stellt sich ihm vor und zeigt ihm die Räume, damit er weiß, wie es überall aussieht, und er sich gut orientieren kann.

Nachdem sie sich an einen Tisch gesetzt haben und Frau Schubert den Tisch und Stuhl gut an Peters Größe angepasst hat, zeigt sie ihm verschiedene Fotokarten, auf denen Kinder abgebildet sind, die alltägliche Handlungen durchführen. Auf den Karten wird zum Beispiel gezeigt, wie sich ein Kind anzieht, Knöpfe schließt, klettert, andere Kinder begrüßt oder Fahrrad fährt.

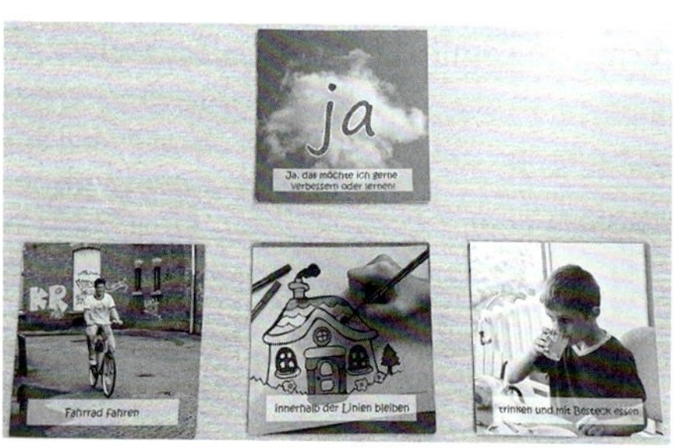
ja
Ja, das möchte ich gerne verbessern oder lernen!
Fahrrad fahren
Innerhalb der Linien bleiben
trinken und mit Besteck essen

Abb. 5: Peters Ergebnis des Fotointerviews

Peter erzählt beim Betrachten der Bilder, welche Aufgaben er davon schon richtig gut und selbstständig ohne Hilfe erledigen kann und welche ihm noch nicht so gut gelingen. Manche Karten sortiert er auch einfach aus. Da er keine Haustiere hat und auch noch nie Hockey gespielt hat, legt er diese Karten ganz zur Seite. Bestimmte

Karten legt er auf seinen „Stärken-Stapel". Diese Aktivitäten kann er nämlich schon richtig gut und sie machen ihm auch sehr viel Spaß. Auf diesem Stapel liegen unter anderem: klettern, rutschen, hangeln, schwere Einkaufswagen schieben und Taschen tragen. Er hat aber auch einen Stapel angelegt, den er „Machen meine Eltern für mich" nennt. Dort liegen: Anziehsachen raussuchen, Brötchen aufschneiden, saugen und aufräumen. Auf seinem „Das kann ich noch nicht so gut und würde ich gerne lernen-Stapel" liegen am Ende der Therapieeinheit die Karten: Fahrrad fahren, sauber ausmalen und mit Besteck Würstchen schneiden. Dabei konkretisiert Peter, was er genau mit diesen Karten meint und welche Dinge er dabei wirklich lernen möchte.

Die Befundungsphase

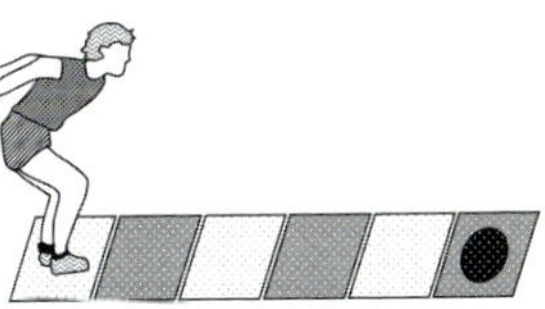

Im Rahmen der Befundung vervollständigt die Ergotherapeutin bzw. der Ergotherapeut das bisher gesammelte Wissen über das Kind.
Mithilfe von Fragebögen, Screeningverfahren, Testverfahren und der Betätigungsanalyse wird nun erhoben, welche Schwierigkeiten das Kind konkret hat, warum es bestimmte Dinge nicht sicher ausführen kann und woran es liegt, dass die Alltagshandlungen nicht gelingen. Es wird genau beobachtet, wann eine Handlung scheitert und was die förderlichen oder die hinderlichen Komponenten sind. Auch in dieser Phase sind die Eltern der Therapiekinder stets in der Stunde anwesend. Dies unterstützt einen schnellen Austausch zwischen Eltern und dem Therapeuten/der Therapeutin. Die Eltern werden in der Beobachtung ihres Kindes geschult, sie bekommen Hinweise, woran sie Schwierigkeiten erkennen können und worauf diese zurückzuführen sind. Auch die Therapeut:innen profitieren von diesem schnellen Austausch, da Fragen wie: Ist es typisch, wie das Kind gerade handelt? Treten diese Schwierigkeiten immer so auf oder liegen die Probleme sonst an ganz anderer Stelle? noch vor Ort geklärt werden können.

Um die Befundung einer UEMF leitliniengerecht und somit evidenzbasiert zu erheben, sollten folgende Instrumente eingesetzt werden:

- **Elternfragebogen DCDQ-G:** Dieser Fragebogen erfasst die motorische Entwicklung von Kindern zwischen fünf und sieben Jahren. Dabei schätzen die Eltern 15 Aussagen bezüglich der Bewegungskontrolle, der feinmotorischen Koordination und Handschrift und der allgemeinen Koordination ein. Für jede Antwort wird eine bestimmte Punktzahl vergeben. Aus der Summe wird später errechnet, ob vermutlich eine UEMF vorliegt oder nicht. Untermauert werden muss das Ergebnis des Fragebogens mit einem Motoriktest.

- **Motoriktest:** M-ABC-2 oder BOT-2: Diese beiden Testverfahren dienen der Erfassung der motorischen Leistungsfähigkeit von Kindern in speziellen Altersgruppen. In beiden Tests werden unterschiedliche Teilaufgaben im grob- und feinmotorischen Bereich von den Kindern durchgeführt, z. B. Balancieren, Werfen, Fangen, Fädeln und Malen. Der Gesamttestwert dient als Indikator für die motorische Leistungsfähigkeit.
- **McMaster Handwriting Protocol oder Grafomotoriktests:** Hiermit können Therapeut:innen sich die Alltagshandlungen Schreiben und Malen anhand von strukturierten Testaufgaben und mithilfe von Beobachtungs- und Einschätzungsleitfäden ansehen und objektiv einschätzen.
- **Betätigungsanalyse der problematischen Alltagshandlung:** Bei der Betätigungsanalyse führt das Kind mehrmals seine problematische Alltagshandlung mit den Materialien und Werkzeugen aus, die es sonst gewöhnlich benutzt. Der Therapeut/die Therapeutin beobachtet die Ausführung und macht sich dabei strukturierte Notizen zu förderlichen und hemmenden Faktoren.

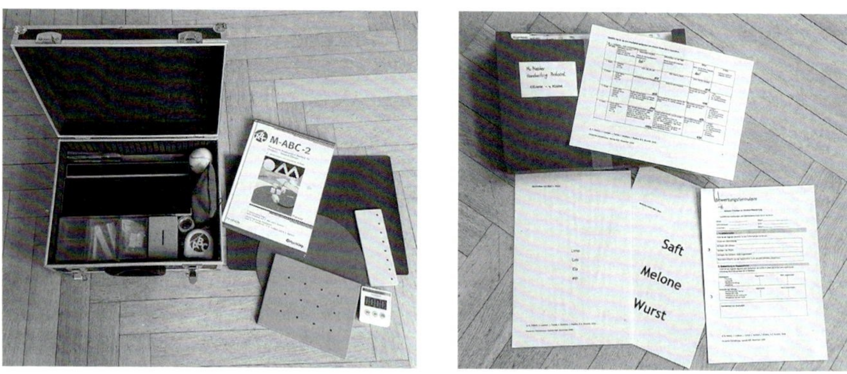

Abb. 6: Ergotherapeutische Befundinstrumente: M-ABC-2, McMaster Handwriting Protocol

Ziele der Befundungsphase:

- Erheben der Fähigkeiten und Fertigkeiten des Kindes in Bezug auf die geschilderten Probleme
- Bestimmung der Punkte, an denen die erwünschte Handlung ins Stocken gerät
- Analyse der unterschiedlichen, die Handlungsfähigkeit beeinflussenden Faktoren:
  - kindliche Fähigkeiten und Fertigkeiten
  - hemmende oder förderliche Faktoren des sozialen Umfelds
  - hemmende oder förderliche Faktoren der räumlichen Umwelt

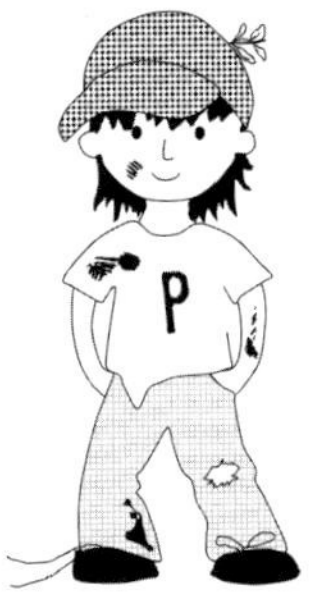

Peter

Aufgrund der von Peter und seinen Eltern formulierten Alltagsprobleme entscheidet sich Frau Schubert, den Eltern den Fragebogen DCDQ-G auszuteilen. Des Weiteren führt sie mit Peter den Motoriktest M-ABC-2 durch. Dabei muss Peter verschiedene fein- und grobmotorische Aufgaben der Altersgruppe 1 durchführen. So muss er zum Beispiel Perlen auffädeln, in einer Spur zeichnen, Bohnensäckchen werfen und fangen und in bestimmte Felder hüpfen. Peter gelingt es nur sehr langsam und mit viel Mühe, die Perlen aufzufädeln. Ab und zu fällt ihm eine aus der Hand und er trifft nicht sicher das Fädelloch. Beim Zeichnen in der Spur stößt er immer wieder an die Begrenzung oder zeichnet sogar über sie hinaus. Auch das Werfen und Fangen der kleinen Säckchen bereitet ihm viel Mühe. Er kann zwar sehr weit und kraftvoll werfen, das Ziel zu treffen gelingt ihm aber nicht. Dafür fällt ihm das Hüpfen von Matte zu Matte sehr leicht und er hat richtig Spaß dabei.

Zusätzlich zu dem Motoriktest schaut sich Frau Schubert an, wie Peter mit seinem von zu Hause mitgebrachten Besteck hantiert. Hierfür soll er eine ebenfalls von zu Hause mitgebrachte und gewohnte Brotscheibe mit Butter bestreichen und zeigen, wie er ein Würstchen mit Besteck schneidet. Beim Bestreichen beobachtet Frau Schubert, dass er ein sehr großes Messer benutzt und den Griff nicht richtig greifen kann. Er wechselt dadurch häufig seinen Haltegriff und es gelingt ihm nur schwer, die Kontrolle über das Messer zu behalten. Während er die Butter aufträgt, drückt er stark mit dem Messer, sodass das Brot zerbröckelt und die Butter nicht gut verstrichen werden kann. Beim Würstchenschneiden zerdrückt er die Wurst eher und reißt sie mit dem Besteck auseinander. Die richtige Schneidebewegung gelingt ihm noch nicht.

Nachdem Frau Schubert alle Beobachtungen erfasst und dokumentiert hat, nimmt sie sich Zeit, um die Ergebnisse auszuwerten. Sie schaut in die Auswertungstabellen des Fragebogens und des Motoriktests und kann somit bestimmen, ob Peter normgerechte Ergebnisse zeigt oder nicht. Im Elternfragebogen zeigt er einen deutlich verringerten Punktwert, wobei vor allem die Punktsummen der Kontrolle während der Bewegung und der Feinmotorik auffällig niedrig sind. Somit weist dieser Teil der Befundung auf eine UEMF hin. Jedoch reicht das Vorliegen des auffälligen Ergebnisses im Fragebogen nicht aus, um die Diagnose zu bestätigen. Hinzugezogen werden muss nun noch das Ergebnis des Motoriktests M-ABC-2. Auch dort zeigt Peter auffällige Werte in allen drei erfassten Bereichen. Besonders auffällig sind die Ergebnisse der Handgeschicklichkeit und des Ballwerfens, im Bereich der Balance zeigen sich leichte Auffälligkeiten. Zusammen mit den geschilderten Alltagsproblemen und dem Leidensdruck der Familie kann sich Frau Schubert nun ganz sicher sein, dass Peter unter einer UEMF leidet. Die Testergebnisse der Ergotherapeutin untermauern die von der ausstellenden

Ärztin auf der Verordnung angegebene Diagnose F 82.9 „Umschriebene Entwicklungsstörung motorischer Funktionen, nicht näher bezeichnet".

Die Zielvereinbarung

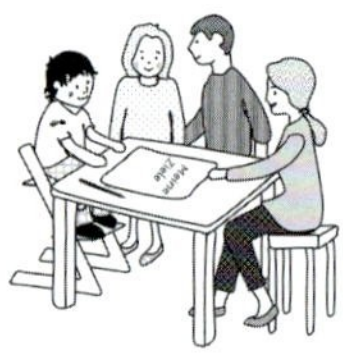

Der nächste Schritt im ergotherapeutischen Prozess ist die Zielvereinbarung. Sie dient der Zusammenfassung des bisherigen Verlaufs sowie der Ergebnisse und dem Festlegen der Ziele, an denen in der Therapie gearbeitet werden soll. Es wird beschrieben, wie das erwünschte Ergebnis am Ende der therapeutischen Zusammenarbeit aussehen soll. Hierbei formulieren Kind und Eltern maximal drei Handlungsziele. Der Therapeut/die Therapeutin moderiert und unterstützt dieses Gespräch, damit die Ziele konkret und auf Aktivitäts- und Teilhabeebene formuliert werden. Wichtig ist, genau zu formulieren:

- **Wer** möchte etwas können?
- **Was** konkret möchte oder soll das Kind können oder machen?
- **Wie** möchte oder soll es dies durchführen?
- **Wo** führt das Kind die Aktivität aus?
- **Wie oft** macht es dies oder soll es dies tun?
- Und **bis wann** soll das Ziel erreicht sein?

Ziele werden konkret, klar und präzise formuliert und sollen überprüfbar und messbar sein. Eine gewissenhafte und gute Zielformulierung ist nicht nur wichtig für den individuellen Behandlungsverlauf, sondern auch für die Kommunikation mit den verordnenden Ärzt:innen. Um die Motivation des Kindes zu stärken und die Selbstwirksamkeit zu aktivieren, ist es unerlässlich, das erste Ziel von dem Kind bestimmen zu lassen.

Ziele der Zielvereinbarung:
- Zusammenfassung der bisherigen Ergebnisse
- Festlegung von maximal drei Zielen, um das erwünschte Ergebnis der Therapie zu konkretisieren

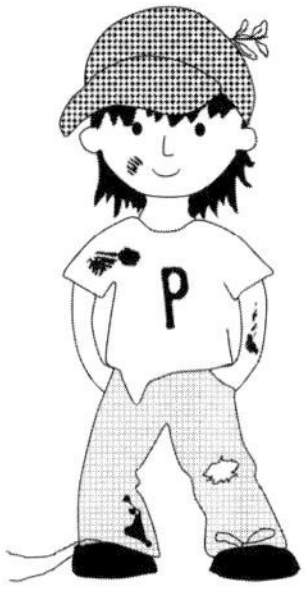

Peter

Zum heutigen Zielvereinbarungsgespräch kommt Peter wieder mit beiden Elternteilen. Er ist etwas aufgeregt, da Frau Schubert ihm letzte Woche schon angekündigt hat, dass sie heute alle gemeinsam einen Vertrag erstellen, in dem Peters Therapieziele festgehalten werden. So richtig kann er sich noch nichts darunter vorstellen.

Frau Schubert erklärt ihm, wozu die Ziele dienen, und zeigt ihm den Vertrag, den sie gemeinsam ausfüllen werden. So schwer wird es also doch nicht, denkt sich Peter. Er weiß schließlich genau, was er lernen möchte. Die Ergotherapeutin wendet sich zuerst an Peter und fragt ihn, ob er noch weiß, was er ihr beim ersten Treffen mithilfe der Fotokarten erzählt hat, was er gerne verbessern und lernen möchte. Aus Peter platzt heraus, dass er unbedingt allein Fahrrad fahren möchte, bisher braucht er immer Mama oder Papa, die ihm beim Aufsteigen helfen und ihm den ersten Schwung geben. So kann er aber nie mit seinen Freunden allein in der Spielstraße hin- und herfahren. Außerdem wünscht er sich, besser mit dem Stift umgehen zu können. Im Kindergarten wird viel gemalt und die schönsten Bilder werden aufgehängt, leider hat sein Bild noch nicht im Flur gehangen. Bisher wollte er es selbst auch gar nicht, weil er die Linien so oft übermalt. Danach wendet sich Frau Schubert Peters Eltern zu und erkundigt sich, ob beide mit den Zielen ihres Sohnes einverstanden sind und ob sie noch ein drittes Ziel formulieren möchten. Beide Eltern sind sich einig, dass es eine deutliche Entlastung im Alltag wäre, wenn Peter am Esstisch geschickter mit dem Besteck umgehen könnte und dort selbstständiger wäre. Welches konkrete Ziel dies jedoch betrifft, wollen sie ihrem Sohn überlassen.

Frau Schubert unterstützt bei der Formulierung der Ziele, fragt nach, wenn sie noch etwas unklar oder zu ungenau sind, bis am Ende der Therapieeinheit drei gemeinsam formulierte Ziele vorliegen. Alle sind zufrieden mit dem Ergebnis und freuen sich auf die gezielte Arbeit, die nun folgt.

Damit Peter seine Ziele nicht vergisst, bekommt er eine erste Ergo-Aufgabe für zu Hause. Aus verschiedenen Vorlagen, die ihm Frau Schubert zeigt, darf er sich ein Bild aussuchen. Da er Wale liebt, wählt er dieses Bild. In jedes Walbild schreibt seine Mutter kurz das besprochene Ziel hinein und Peter malt darunter ein Bild, an dem man erkennt, woran er zukünftig zusammen mit seinen Eltern und Frau Schubert arbeiten wird.

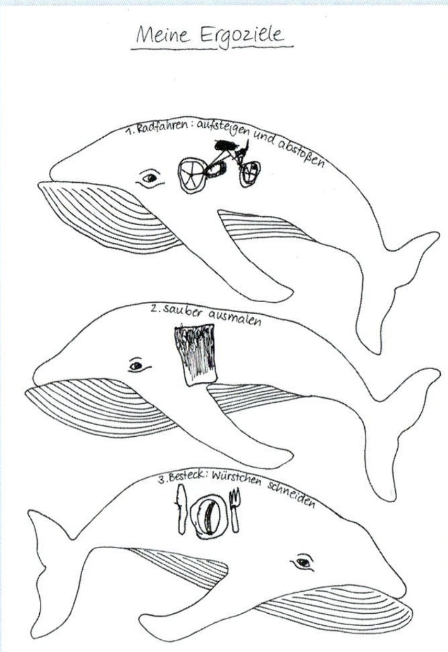

Abb. 7: Peters Ergo-Ziele

Peters Ziele:

1. Ziel des Kindes: Peter schafft es in 4 Wochen, selbstständig und sicher auf sein Rad aufzusteigen, sich vom Boden abzustoßen, um allein in der Spielstraße loszufahren, sodass er ohne Hilfe täglich mit seinen Freunden hin- und herfahren kann.

2. Ziel: In 8 Wochen führt Peter seinen Stift in der Kita und zu Hause sicher im „Drei-Freunde-Griff" und malt sorgfältig Ausmalbilder mit dicken Umrandungen im A5-Format aus. Dabei füllt er alles mit Farbe aus und bleibt innerhalb der Begrenzung.

3. Ziel: Peter schneidet in 6 Wochen jeden Tag beim Mittagessen mit angepasstem Kinderbesteck sicher seine Würstchen und gekochtes Gemüse klein. Das Essen bleibt dabei auf dem Teller und er macht dabei richtige Schneidebewegungen.

Die Behandlung nach dem CO-OP Ansatz

Die dynamische Ausführungsanalyse (DAA)

Nachdem die Ziele formuliert sind, folgt die dynamische Ausführungsanalyse, die entweder bereits im Rahmen der Befunderhebung durchgeführt wurde oder nun in diesem Schritt erfolgt. Dabei wird das Therapiekind gebeten, die problematische Handlung dreimal vorzuführen. Ziel ist es, die Faktoren zu ermitteln, die das Kind in seiner Handlung scheitern lassen. Auch im Behandlungsverlauf wird mithilfe der DAA fortlaufend überprüft, wie sich die Ausführung der Handlung verändert.

Dabei ist es notwendig, dass das Kind die Materialien von zu Hause mitbringt, die es gewöhnlich auch im Alltag benutzt. Ein Kind, das Schwierigkeiten beim Schreiben hat, bringt sein Schreibheft oder seinen Hefter mit und auch seine Federtasche mit den eigenen Stiften. Wenn das Kind nicht richtig mit Besteck umgehen kann, wird es gebeten, sich sein Besteck, Teller und Essen von zu Hause mitzubringen. Auch Roller, Laufrad oder Fahrrad werden mit den dem Kind vertrauten Fahrzeugen analysiert. Sollte dies nicht möglich sein, instruiert der Ergotherapeut bzw. die Ergotherapeutin die Eltern genau, was und wie sie die Alltagshandlung zu Hause filmen sollen, sodass die Analyse per Video stattfinden kann. Bei der DAA werden optimale und hinderliche Faktoren in unterschiedlichen Bereichen erfasst und anhand der sogenannten PQRS-Skala (1–10) eingeschätzt. 1 steht hierbei für eine sehr geringe Leistung oder Qualität und 10 bedeutet eine sehr hohe Leistung oder Qualität.

Folgende drei Bereiche werden nun von den Therapeut:innen begutachtet und eingeschätzt:

1. **Die kindlichen Voraussetzungen:** Welche Dinge kennt und kann das Kind schon in Bezug auf die Problemhandlung, und wobei scheitert das Kind und warum?
   Bei der Begutachtung der kindlichen Voraussetzungen helfen drei Leitfragen, um diese sicher einzuschätzen.
   - **Möchte das Kind die Tätigkeit ausführen?**
     Wird die Frage mit „Ja" beantwortet, wird zur nächsten Leitfrage übergegangen. Sollte das Kind keine Motivation haben, die Aufgabe zu erlernen, ist die DAA an diesem Punkt beendet. In diesem Fall muss der Therapeut/die Therapeutin zusammen mit dem Kind einen Schritt rückwärts zur Zielformulierung gehen und Ziele identifizieren, die das Kind auch wirklich selbst erlernen möchte. Manche Kinder ziehen ihre Bereitschaft nicht immer aus der eigenen, intrinsischen Motivation und möchten eine bestimmte Tätigkeit nicht erlernen. Sie erkennen aber, dass das Lernen und Können der Aufgabe z. B. weniger Stress und Streit mit den Eltern mit sich bringen, oder sie wollen die Aufgabe lernen, um ihre Eltern zufriedener zu machen. Auch das können mögliche Motivationsgründe für das Kind sein, sich aktiv in der Therapie und bei der Bearbeitung der Ziele anzustrengen und einzubringen.
   - **Weiß das Kind im Allgemeinen, was es zu tun hat?**
     Bei dieser Leitfrage geht es darum, zu erkunden, ob das Kind grundsätzlich eine Vorstellung davon hat, welche Teilschritte nötig sind, um die erwünschte Tätigkeit durchzuführen. Für das Binden einer Schleife ist es z. B. unabdingbar, dass zuerst ein Knoten gemacht wird. Weiß das Kind, dass vor dem Schleifebinden der Knoten geknüpft werden muss?
   - **Kann das Kind grundsätzlich die einzelnen Schritte der Tätigkeit durchführen?**
     Nun wird erfasst, ob das Kind die Fähigkeit besitzt, die Aufgabe zu erlernen und später durchzuführen. Der Therapeut/die Therapeutin greift dabei auf eigene Beobachtungen und Einschätzungen des Kindes aus der Befundungsphase zurück.

2. **Die räumlichen Voraussetzungen:** Welche Dinge der räumlichen Umwelt sind förderlich bzw. hinderlich, wenn das Kind diese Betätigung durchführt? Hier geht es um das Erfassen der räumlichen und materiellen Gegebenheiten, die dem Kind zur Verfügung stehen. Hat das Kind z. B. genügend Platz und Raum, um Seilspringen zu üben, oder steht überhaupt ein geeignetes Springseil zur Verfügung?

3. **Die sozialen Umfeldfaktoren:** Welche Komponenten des sozialen Umfelds wirken sich unterstützend bzw. hemmend auf das tätige Kind aus?
   In diesem Punkt werden vor allem die Anforderungen der Eltern, Erzieher:innen und Lehrer:innen betrachtet. Sind sie angemessen für das Kind und seinen Entwicklungsstand, gibt es mögliche Hilfen und sind diese angemessen und förderlich?

Ziele der DAA:
- Erfassen der Faktoren, die das Kind in seiner Handlung scheitern lassen
- Analyse der kindlichen Faktoren, der räumlichen, materiellen und sozialen Umfeldfaktoren

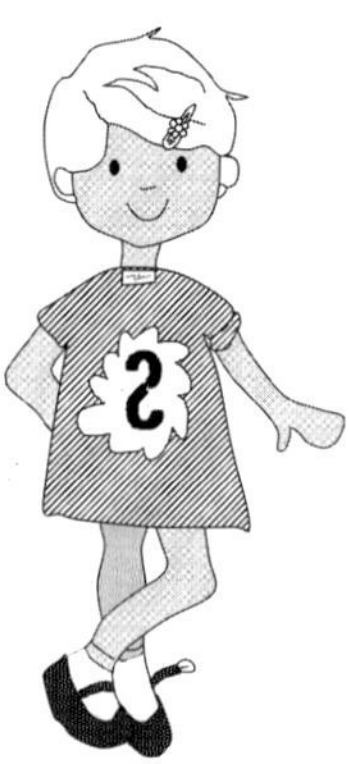

Sina

Sina hat gemeinsam mit ihren Eltern und ihrer Therapeutin folgende drei Betätigungsprobleme identifiziert:
- *Sina ist beim morgendlichen Anziehen sehr langsam, oft hat sie ihre Kleidungsstücke verdreht oder verkrempelt an. Besondere Schwierigkeiten bereiten ihr die Strümpfe.*
- *Sina schafft es nicht, den Reißverschluss ihrer Strickjacke zu schließen.*
- *Sina hat Schwierigkeiten, den Deckel ihres Lieblingsjoghurts zu öffnen.*

Als sie zu ihrem nächsten Termin zu Frau Schubert kommt, hat sie all die Sachen dabei, die ihr letzte Woche aufgeschrieben wurden: Wechselkleidung, Strümpfe, ihre Strickjacke und sogar ihren Lieblingsjoghurt sollte sie mitbringen. Sie ist ganz stolz, dass sie an alles gedacht hat und Papa nur noch kontrolliert hat. Bei Frau Schubert bekommt sie auch gleich einen „Geschafft!"-Stempel auf ihren Ergo-Aufgabenzettel. Für heute besteht Sinas Aufgabe darin, Frau Schubert all die Dinge zu zeigen, die ihr zu Hause Schwierigkeiten bereiten. Sina darf entscheiden, womit sie anfangen möchte. Da sie ihre Strickjacke bereits anhat, entscheidet sie sich zuerst für das Reißverschlussschließen. Frau Schubert hat eine Tabelle vor sich liegen, auf der sie sich genau notiert, welche Anteile Sina schon gut beherrscht und welche Teilschritte ihr Schwierigkeiten bereiten. Für Frau Schubert besteht heute die Aufgabe darin, herauszufinden, welche Faktoren Sinas Vorhaben scheitern

lassen. In schwierigen Situationen filmt sie einzelne Sequenzen, um sich später noch einmal in Ruhe alles anschauen zu können.
Zuerst schaut sie Sina beim Reißverschlussschließen zu und geht die einzelnen Punkte der dynamischen Ausführungsanalyse dabei durch.

1. Kindliche Voraussetzungen:

- **Möchte das Kind die Tätigkeit ausführen?**
  Sina ist sehr motiviert und versucht mehrfach, den Reißverschluss zu schließen, ohne dass sie Zuspruch benötigt. Frau Schubert gibt ihr für ihre Motivation 10 Punkte.
- **Weiß das Kind im Allgemeinen, was es zu tun hat?**
  Sie sieht auch, dass Sina grundsätzlich die einzelnen Teilschritte für das Schließen des Reißverschlusses kennt und sie in der richtigen Reihenfolge abrufen kann. Da manche Schritte jedoch nicht ganz vollständig sind, bekommt sie für diese Leitfrage 7 Punkte. So zieht Sina zwar den Zipper nach unten, hört aber auf, bevor er ganz unten am Stopper ist. Auch beim Hochziehen des Zippers zieht sie nur am Reißverschluss, ohne die Jacke unten festzuhalten.
- **Kann das Kind grundsätzlich die einzelnen Schritte der Tätigkeit durchführen?**
  Sina kann Dinge festhalten und manipulieren, allerdings nutzt sie häufig ungünstige Griffe und kann somit nicht differenziert genug Sachen festhalten. Auch fehlt ihr oft die Kraft, wodurch sie es nicht schafft, den Zipper hochzuziehen. Manchmal schweift sie auch ab und lässt sich von anderen Dingen ablenken, obwohl der Reißverschluss noch gar nicht geschlossen ist. Sie schaut dann woanders hin und verliert den Anschluss. Für diesen Bereich bekommt sie 5 Punkte auf der Skala.

2. Räumliche Voraussetzungen:

Beim Schließen ihres Reißverschlusses steht Sina. Dabei kommt sie beim Herabschauen leicht aus dem Gleichgewicht, was sie durch Herumlaufen im Raum auszugleichen versucht. Das wirkt sich ungünstig auf ihre motorische Ausführung aus. Positiv vermerkt sich Frau Schubert, dass der Reißverschluss sehr leichtgängig ist.

3. Soziale Umfeldfaktoren:

Sinas Papa sitzt ganz in ihrer Nähe und beobachtet seine Tochter in Ruhe. Er freut sich, wenn Sina wieder einen Teilschritt geschafft hat, und lobt sie dann gleich: „Gut gemacht!" Dies sind sehr förderliche Faktoren. Wenn sie jedoch ins Stocken gerät, ist ihr Papa schnell zur Stelle und sagt ihr, was sie als Nächstes tun soll. Leider hat Sina somit wenig Möglichkeiten, allein eine Problemlösung zu finden und sich aktiv am Fertigkeitserwerb zu beteiligen. Frau Schubert notiert sich diesen Punkt, um ihn später mit Sinas Eltern zu besprechen und sie diesbezüglich zu beraten.

Kurz & knapp

Für eine wirkungsvolle Unterstützung von Kindern mit UEMF ist es wichtig, genau zu analysieren, an welchem Punkt der Ausführung das Kind scheitert oder nicht mehr weitermachen kann. Analysiert werden müssen:

- Die kindlichen Voraussetzungen:
  - Möchte das Kind die Tätigkeit ausführen?
  - Weiß das Kind im Allgemeinen, was es zu tun hat?
  - Kann das Kind grundsätzlich die einzelnen Schritte der Tätigkeit durchführen?
- Die räumlichen Voraussetzungen und
- Die sozialen Umfeldfaktoren

Einführung der globalen Strategie

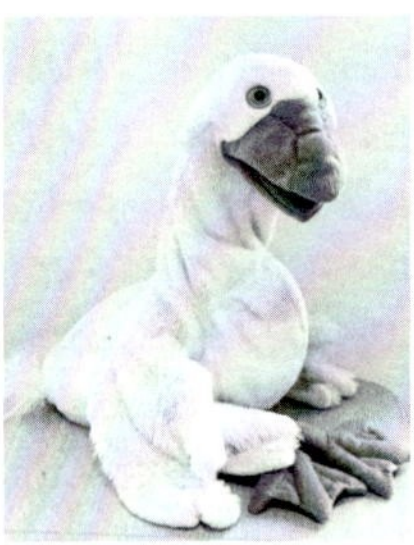

Abb. 8: Auguste Ziel-Plan-Tu-Check

Nachdem durch die dynamische Ausführungsanalyse deutlich geworden ist, worin genau das motorische Problem des Kindes besteht, wird dem Therapiekind in der nächsten Einheit die globale Strategie, das Herzstück des CO-OP-Ansatzes, beigebracht. Diese globale Strategie heißt **„Ziel-Plan-Tu-Check“**. Eine große Handpuppe unterstützt das Erlernen der Strategie. Dabei werden zuerst die einzelnen Worte und deren Bedeutung erarbeitet und gelernt. Durch das schrittweise Vorgehen und ein erstes Beispiel macht sich das Kind mit der Strategie vertraut und kann sie fortan für die eigene Problemlösung einsetzen:

- **Ziel:** Bedeutet, sich zu überlegen, was man genau tun will. Das Kind formuliert sein spezifisches Betätigungsziel.
- **Plan:** Man muss nun genau überlegen und planen, welche Schritte erforderlich sind, um an das Ziel zu kommen. Das Kind überlegt: Wie mache ich das genau?
- **Tu:** In diesem Schritt geht es darum, den gefassten Plan umzusetzen und ihn durchzuführen. Man tut die Schritte, die man vorher geplant hat. Das Kind führt seinen Plan durch.
- **Check:** Als Letztes wird überprüft und mit einem Daumenzeichen eingeschätzt, wie gut der Plan und seine Umsetzung waren. Das Kind zeigt mit einem „Daumen hoch“ an, wenn der Plan gut war und die Umsetzung gut geklappt hat. „Daumen mittig“ oder „Daumen runter“ zeigen an, dass der Plan noch nicht so gut war oder die Ausführung noch nicht so gut oder gar nicht geklappt hat.

Durch die globale Strategie lernt das Kind, dass es nicht schlimm ist, wenn der entwickelte Plan nicht sofort perfekt funktioniert hat. Es wird ermuntert, neue Pläne zu entwerfen, sie auszuprobieren und einzuschätzen, ob sie hilfreich waren oder nicht. Somit nähert sich das Kind Schritt für Schritt seinem Ziel und ist im gesamten Prozess aktiver Problemlöser. Zur Festigung der globalen Strategie bekommt das Kind die Ergo-Aufgabe, sich für die vier Strategiewörter Merkkarten zu basteln. Auf der Vorderseite steht jeweils das Wort und auf der Rückseite wird ein Bild gemalt, das das Wort veranschaulicht.

Ziele der globalen Strategie:

- Erlernen einer Strategie als allgemeines Handwerkszeug zur Problemlösung
- Befähigen der Kinder, eigene Lösungen zu finden

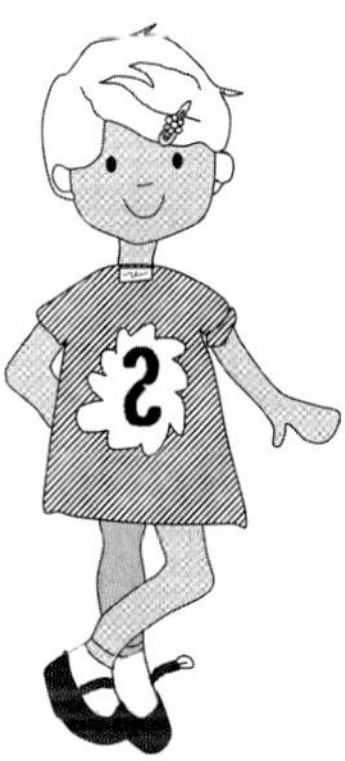

Sina

Es ist wieder Dienstag und somit Zeit für Sina und ihren Papa zur Ergotherapie zu gehen. Sina ist schon sehr gespannt, was heute passiert. Frau Schubert hat letzte Woche angekündigt, dass sie heute Besuch von jemanden bekommen, der Sina bei ihren Schwierigkeiten helfen kann. Als Sina den Raum betritt, sieht sie eine Gans bei Frau Schubert auf dem Schoß sitzen. Nach der Begrüßung werden sie einander vorgestellt: „Das ist Auguste Ziel Plan Tu-Check, wir kriegen kleine Probleme weg." Sina versteht zuerst gar nichts. Sie ist sehr aufgeregt. Die Ergotherapeutin nimmt sich jedoch Zeit und bespricht den Namen und den Spruch von Auguste, den sich Sina fortan merken soll, ganz langsam mit ihr. Sie soll dabei erzählen und erklären, was die vier Wörter „Ziel", „Plan", „Tu" und „Check" bedeuten und ein Beispiel nennen. „Ziel", fällt Sina ein, ist etwas, wo man hinwill. Das Navi im Auto sagt am Schluss „Sie haben ihr Ziel erreicht", wenn sie in den Urlaub gefahren sind. „Plan" kennt sie von einem Stadtplan und auch von Anleitungen beim Legobauen. Papa sagt immer, die Anleitung sei der Bauplan und daran könne man ablesen, welche Dinge man nacheinander machen muss. Bei „Tu" muss Sina erst einmal überlegen, aber dann fällt ihr ein, dass man etwas tun kann, also etwas machen. Frau Schubert bestätigt das und sagt, dass „Tu" bedeutet, seinen Plan auszuprobieren und zu handeln. Sina ist neulich geflogen, daher weiß sie, dass „Check" eine Kontrolle ist. Die wird mit dem Daumen gemacht. Daumen hoch bedeutet, dass der Plan und das Machen richtig gut waren und alles geklappt hat, erklärt Frau Schubert. Bei Daumen mittig hat die Sache ein bisschen funktioniert, manche Dinge aber auch nicht, und Daumen runter bedeutet, dass der Plan und die Umsetzung gar nicht aufgegangen sind und man sich besser noch einmal einen anderen Plan machen sollte.

Jetzt soll Sina dieses Vorgehen genau verstehen und üben. Die Ergotherapeutin weiß von Sinas Papa, dass sie einen Luftballon aufpusten kann, und möchte dieses Beispiel nutzen, um „Ziel-Plan-Tu-Check" mit Sina zu üben.

„Sina, ich kann leider keinen Luftballon aufblasen. Kannst Du mir helfen, dies heute zu lernen?", fragt Frau Schubert. Sina sagt begeistert „Ja" und freut sich, dass sie etwas besser kann als eine Erwachsene. Frau Schubert fragt: „Was ist für mich heute mein Ziel?" „Natürlich, dass Du einen Luftballon aufpustest", ruft Sina. „Ja, genau", bestätigt Frau Schubert. „Kannst Du mir bitte den Plan sagen, den ich dafür brauche?" „Du musst den Ballon in den Mund stecken und dann kräftig pusten. Das ist doch leicht!", antwortet Sina ganz schnell. Frau Schubert geht zum „Tu" über und hält sich ganz strikt an Sinas Plan. Sie steckt sich den Ballon in den Mund und pustet kräftig. Sina muss sehr lachen, als der Ballon aus Frau Schuberts Mund fliegt und auf dem Boden landet. „Sina, lass uns mal einen Check machen. Wie war der Plan für mich?" Sina zeigt sofort den Daumen nach unten. „Das hat gar nicht geklappt. Aber Du hast das auch nicht richtig gemacht." „Ach so?", entgegnet Frau Schubert. „Aber ich habe es genauso gemacht, wie Du es gesagt hast!" „Ja, das stimmt, aber Du musst den Ballon doch zwischen den Zähnen festhalten", antwortet Sina.

Nach weiteren Versuchen und neuen Plänen gelingt es Frau Schubert endlich, den Luftballon aufzupusten. Endlich ist der Daumen beim Check oben und Sina freut sich sehr. „Sina, kannst Du nun zum Schluss noch einmal genau den Plan wiederholen, den ich brauchte, um den Luftballon aufzupusten." „Also zuerst musst Du die Öffnung des Ballons locker zwischen den Zähnen festhalten, damit er nicht rausfliegt und trotzdem Luft hineinkommt. Dann hältst Du die Hände an den Ballon und holst tief Luft. Danach kräftig pusten. Ballon zudrücken, Luft holen und noch einmal pusten. Und schon hast Du es geschafft." „Danke, liebe Sina. Nun habe ich wirklich einen guten Plan für den Luftballon, das hast Du sehr gut gemacht", lobt Frau Schubert. Sie freut sich tatsächlich, da sie merkt, dass Sina die globale Strategie verstanden hat und auch gelernt hat, dass Pläne meist etwas genauer gemacht werden müssen. Sina konnte gut erkennen, an welchen Stellen Frau Schubert Fehler passiert sind, und hat daraufhin mit etwas Hilfe die Pläne angepasst. Die Ergotherapeutin hat durch verschiedene Techniken, wie z. B. „Mach es deutlich", übertrieben und Sina somit unterstützt, herauszufinden, was am Plan anders sein muss. Auch ganz langsames, wiederholtes Vormachen hat Sina bei der Problemlösung geholfen.

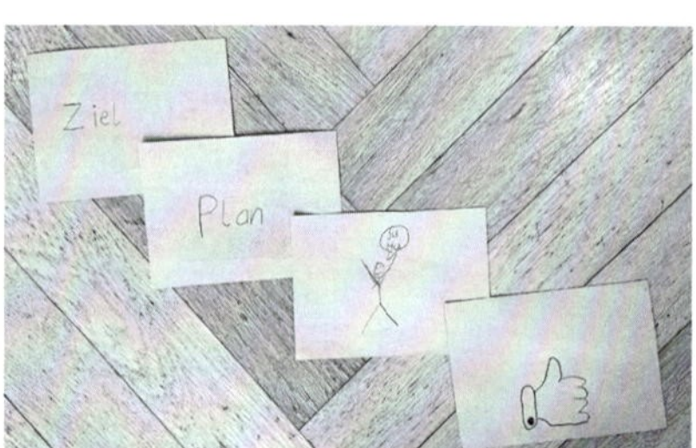

Abb. 9: Ziel-Plan-Tu-Check-Merkkarten

Bevor sie sich alle voneinander verabschieden, bekommt Sina die nächste Ergo-Aufgabe, sich Merkkärtchen zu den vier Auguste-Wörtern zu basteln und diese zu lernen. Papa hat die Aufgabe, die Wörter zu schreiben und Sina bei der Aufgabe zu unterstützen, wenn sie Hilfe braucht und danach fragt.

Weiterer Ablauf CO-OP

Nachdem die Grundsteine für die CO-OP-Therapie gelegt sind, stehen fortan die formulierten Alltagsziele des Kindes im Mittelpunkt der Therapie. Die zugrunde liegenden, benötigten Fähigkeiten werden konsequent mit Alltagsübungen und Alltagsmaterialien geübt. Der Therapeut/die Therapeutin erarbeitet mit dem Kind zusammen Tricks, die verinnerlicht werden müssen, indem sie immer wieder abgerufen und geübt werden. Durch das Wiederholen werden sie gefestigt und automatisiert. Das passiert in der jeweiligen Therapiestunde und vor allem auch zu Hause durch die Ergo-Aufgaben, die in jeder Therapiestunde neu aufgegeben werden.
Im Rahmen von CO-OP ist es auch die Aufgabe der Ergotherapeut:innen, bei Bedarf Wohnraumanpassungen vorzunehmen. Dazu gehört zum Beispiel die Anpassung eines geeigneten, kindgerechten Sitzplatzes oder die Empfehlung zu angepasstem Besteck. Sollte das Kind Handicaps haben oder trotz gezielten Übens einen bestimmten Teilschritt nicht durchführen können, werden Hilfsmittel angeboten und angepasst. Dazu gehören zum Beispiel Griffverdickungen, vergrößerte Zipper oder Anti-Rutsch-Folien.

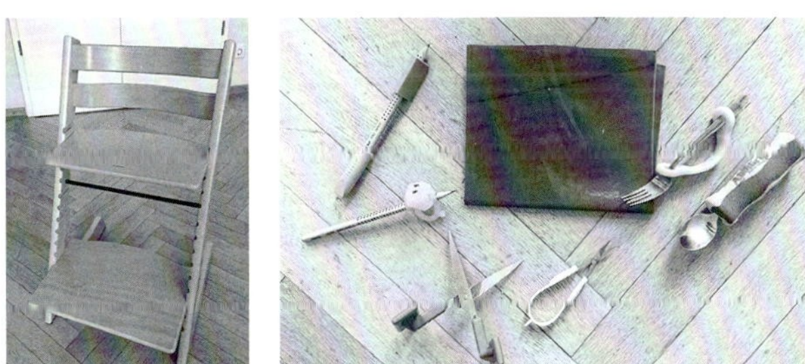

Abb. 10: Wohnraumanpassung und Hilfsmittel

Im Verlauf und vor allem am Ende der Therapie werden immer wieder die Ziele überprüft. Wurde wirklich an dem gearbeitet, was gelernt werden sollte? Hat das Kind Fortschritte beim Erlernen seiner gewünschten Fertigkeit gemacht?
Für die messbare und vergleichbare Einschätzung der Erfolge werden die erneute Erhebung des COPM und die PQRS-Skala (siehe Kapitel „*Die dynamische Ausführungsanalyse [DAA]*“) bei der Durchführung der motorischen Fertigkeit genutzt.
Am Ende der Therapie bekommt das Kind eine Ergo-Urkunde, auf der die Erfolge der Therapiesitzungen und somit des Alltags gesammelt und zusammengefasst werden. Damit werden die kindlichen Ressourcen aktiviert und das Selbstbewusstsein des Kindes gestärkt.

Techniken des CO-OP

Im folgenden Kapitel werden einige CO-OP-Techniken beschrieben und am Fallbeispiel von Franz verdeutlicht. Diese Techniken sollen Eltern, Erzieher:innen, Lehrer:innen, Therapeut:innen und anderen Bezugspersonen helfen, Kinder mit UEMF bei ihrer Problemlösung zu unterstützen.
Um die Techniken effektiv zu erlernen und sicher im Alltag des Kindes umzusetzen, sollten die Bezugspersonen die Anwesenheit in den Therapiestunden des Kindes nutzen, um sich die Techniken anzueignen. Dies ermöglicht dem Kind dann eine optimale und breit aufgestellte Unterstützung beim Fertigkeitserwerb und Lernen. Zusätzlich wird die Wirkung der therapeutischen Intervention durch die Unterstützung der anderen Bezugspersonen deutlich gesteigert. Die Kinder haben schnellere Erfolgserlebnisse durch vermehrtes Üben und alle spüren schnell die Entspannung im Alltag.

Aufgabenspezifische Strategien (ASS)
Aufgabenspezifische Strategien werden von Polatajko und Mandich als Strategien beschrieben, die jeweils zu einer spezifischen Aufgabe oder einem Teil einer Aufgabe gehören. ASS sind genau auf eine bestimmte Aufgabe, eine bestimmte Situation und das individuelle Kind abgestimmt. Sie helfen bei der individuellen Umsetzung der Aufgabe und können bei zwei verschiedenen Kindern, die beide die gleiche Aufgabe erlernen möchten, ganz unterschiedlich ausfallen.
Die folgende Tabelle verdeutlicht, welche spezifischen Strategien es grundsätzlich gibt, und nennt, bezogen auf unser Fallbeispiel Franz, Beispiele dafür, die Franz bei Schreibübungen helfen könnten. Häufig werden Merksätze oder -sprüche formuliert, die das Kind oder seine Lernbegleiter:innen sprachlich wiederholen, um den Fokus auf den zu fördernden Aspekt zu lenken.

Tab. 4: Aufgabenspezifische Strategien und Beispiele für Franz

Aufgabenspezifische Strategien	Beispiel Franz
Körperstellung Kleine Hinweise, die die Aufmerksamkeit auf Körperteile lenken, um bessere Voraussetzungen für die Ausführung der Aufgabe zu haben	▪ „Ich sitze aufrecht im Stuhlkantensitz.“ ▪ „Meine Haltehand hält das Papier fest.“ ▪ „Die Schreibhand liegt auf dem Tisch auf.“

Aufgabenspezifische Strategien	Beispiel Franz
Aufmerksamkeit auf das Tun Hinweise, die die Aufmerksamkeit auf einen bestimmten Teilschritt lenken, auf den das Kind jetzt achten muss	▪ „Achtung, die Linie." ▪ „Die Finger bleiben im Drei-Freunde-Griff." ▪ „Die Hand rutscht weiter."
Vervollständigen des Aufgabenwissens Hinweise oder Informationen, die wichtiges Wissen für die Ausführung der Aufgabe liefern	▪ „Das E ist ein Obenstarter." ▪ „Alle großen Druckbuchstaben wohnen im Erd- und Dachgeschoss." ▪ „Die Linien sind die Grenzen für die Buchstaben."
Aufgabenspezifizierung/ -modifizierung Aktionen, die die Aufgabe oder Teilaufgaben ändern, anpassen und somit für das Kind verdeutlichen oder vereinfachen	▪ Die Grundlinie wird für Franz rot markiert. ▪ Eine Stiftverdickung wird mit Franz ausprobiert. ▪ Eine größere Lineatur wird ihm angeboten, damit er leichter schreiben kann.
Spüren der Bewegung Maßnahmen, die das Gefühl und das Spüren der Bewegungen verdeutlichen und wieder hervorrufen können	▪ Franz schreibt in Linien, die mit Malerkrepp abgeklebt sind, um die Linie als Grenze beim Schreiben zu spüren. ▪ Beim Schreiben der runden Bögen fühlt Franz genau nach, wie rund sie sind. ▪ Franz bekommt Buchstaben auf den Rücken gemalt und beschreibt genau die Form der Buchstaben und Abläufe.
Verbale Eselsbrücken Titel, die für hilfreiche Positionen oder Teilaufgaben vergeben werden und somit eine schnelle Erinnerung an die motorische Durchführung bieten	▪ Zwillingsbuchstaben ▪ Obenstarter (z. B.: B, K, L) ▪ Kellerbuchstabe (z. B.: ß, g, j) ▪ Linienknall
Verbales Skript Kurze Anleitungen für motorische Teilschritte	▪ Beispiel „E": „Obenstarter, runterrutschen, Froschsprung nach oben, kurzer Strich zur Seite, kurzer Strich in der Mitte, kurzer Strich unten." ▪ „Paul und Paulchen ergreifen den Stift und setzen sich auf das Sofa." ▪ „Schreiben, Hand rutscht, schreiben, Hand rutscht."

Geleitete Entdeckung

Durch die Technik der geleiteten Entdeckung werden die kindlichen Lernprozesse unterstützt und positiv beeinflusst. Das Kind gestaltet selbst aktiv den Lernprozess und findet seine eigenen Lösungen für sein individuelles Problem. Es lernt, selbstständig nachzudenken, kreative, eigene Lösungen zu finden und sich im Lernprozess selbst zu steuern. Davon profitiert es vor allem auch in zukünftigen Problemsituationen, da es gelernt hat, allein Lösungen zu finden. Es ist in neuen herausfordernden Situationen nicht mehr völlig von der Unterstützung anderer abhängig.

Strategien, die die Kinder selbstständig und für sich entdeckt haben, bleiben erwiesenermaßen besser im Gedächtnis haften und können somit häufiger und besser abgerufen werden. Das Kind profitiert deutlich durch einen Zuwachs an Selbstwirksamkeit, wodurch das Selbstbewusstsein und die Zuversicht des Kindes steigen.

Wenn Erwachsene Kinder beim motorischen Handeln beobachten, ist häufig schon sehr schnell erkennbar, an welchem Punkt das Kind in der Durchführung scheitert. Meistens haben wir schon Lösungen parat, die sehr schnell angeboten werden. Somit ist es für viele Erwachsene gar nicht so leicht, Kinder bei der Selbstentdeckung zu begleiten, ohne bereits Lösungen und Hinweise zu präsentieren. Das Lernen der Kinder wird jedoch effektiver und nachhaltiger, wenn sie die Erkenntnisse über den Punkt des Scheiterns und was man ändern könnte, damit es funktioniert, selbst herausfinden.

Mit folgenden Prinzipien gelingt die geleitete Entdeckung in Bezug auf das motorische Lernen besser:

Fragen, nicht sagen!

Stellen Sie dem Kind Fragen, damit es selbst überlegen und seine eigenen Lösungen finden kann. Die Fragen sollten einfach und kurz formuliert sein und das Kind sollte genügend Zeit zum Nachdenken und Antworten haben. Beziehen Sie die Fragen auf die aktuell durchgeführte Handlung. Vergleichen Sie oder stellen Sie verschiedene Möglichkeiten gegenüber, damit das Kind erkennen und entscheiden kann, welcher Plan gefasst werden muss. Sie fördern damit den aktiven Einbezug des Kindes und erhöhen seine Motivation.

Eins nach dem anderen!

Gehen Sie Schritt für Schritt vor und fokussieren Sie somit die Aufmerksamkeit des Kindes. Da jede Betätigung aus komplexen und vielen einzelnen Arbeitsschritten zusammengefügt ist, würde das gleichzeitige Bearbeiten aller Einzelschritte eine Überforderung sein. Vielleicht müssen auch nicht alle Einzelschritte neu geplant und bearbeitet werden und der Fokus auf die wesentlichen und wichtigsten Schritte hilft, die Aufgabe schnell zu lösen.

Begleiten, nicht berichtigen!

Bei diesem Prinzip geht es darum, dem Kind die Möglichkeit zu bieten, herauszufinden, was an der Aufgabe oder der Umgebung geändert werden müsste, damit das Handeln erfolgreich wird. Lernen Sie, sich zurückzunehmen und nicht alle Änderungen und Optimierungen vorzunehmen, um den Erfolg des Kindes zu sichern. Wenn das Kind die zu ändernden Faktoren nicht erkennt und nicht selbst lernt, anzupassen, wird die Ausführung stets schlechter werden, sobald das Kind nicht durch eine Bezugsperson begleitet wird.

Mach es deutlich!

Da Kinder mit UEMF nicht ausreichend durch Beobachten lernen können, fällt es ihnen schwer, wichtige Aspekte herauszufiltern und sich auf bedeutende Eigenschaften der Handlung zu fokussieren. Heben Sie deutlich hervor, wohin das Kind seine Aufmerksamkeit richten soll. Dabei helfen zum Beispiel Übertreibungen oder das Stellen von Fragen, wobei die Antwort bereits eindeutig sichtbar sein sollte.

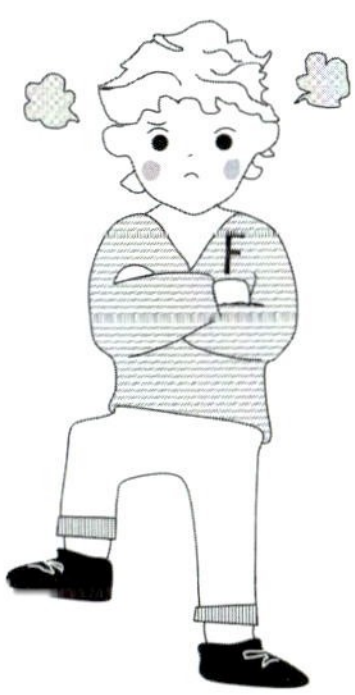

Franz

Franz hat Schwierigkeiten mit der Druckschrift. Die Buchstaben bleiben nicht in der Linie, sie wohnen mal hier, mal dort. Auch haben sie keine einheitliche Form und sie sind oft nicht eindeutig erkennbar. Hinzu kommt, dass Franz seinen Stift noch sehr ungeschickt hält und den Stiftgriff noch häufig wechselt.

Frau Schubert möchte mit Franz zuerst eine günstigere Stifthaltung erarbeiten, damit er den Stift besser im Griff hat und selbstbestimmt und kontrolliert führen kann.

Sie fragt Franz, ob er weiß, wie der Stift richtig gehalten wird. Franz ist unsicher und zeigt ihr drei verschiedene Möglichkeiten, wie man den Stift halten könnte, sicher ist er sich aber nicht. „Wie kannst Du jetzt herausfinden, wie der Stift richtig gehalten werden sollte?“, fragt Frau Schubert ihn. Franz zuckt die Schultern. „Kennst Du jemanden, der den Stift richtig toll halten kann und dadurch ordentlich und sauber schreibt?“ Franz dreht sich zu seiner Mama: „Meine Mama kann richtig gut schreiben und malen. Sie schreibt mir immer ganz ordentlich meine Wörter vor. Ich glaube, sie weiß, wie man den Stift richtig hält.“ Frau Schubert ermuntert Franz sich zu vergewissern, ob seine Vermutung stimmt, und Franz bekommt von seiner Mama ein breites Lächeln als Zustimmung. Franz’ Mama bekommt nun die Aufgabe, den Stift in die Hand zu nehmen und etwas zu schreiben, und zwar ganz langsam. Dabei soll sie nichts erklären oder beschreiben. Franz hingegen ist jetzt der Detektiv und soll genau auf Mamas Finger achten. Da dieses Vorgehen für Franz noch nicht ausreicht, um den 3-Punkt-Griff eindeutig zu identifizieren, bekommt er im nächsten Schritt die Aufgabe, genau darauf zu schauen, wie viele und welche Finger den

Stift halten. „Jetzt weiß ich es!", ruft Franz: „Der Daumen, der Zeigefinger und der Mittelfinger sind für den Stift zuständig." „Ja, genau", lobt die Ergotherapeutin. „Und was machen die anderen Finger?", will Frau Schubert noch wissen. So erarbeiten sie gemeinsam Schritt für Schritt in Franz' Tempo die Stifthaltung im Drei-Freunde-Griff.
Damit er den Griff nun festigen und üben kann, erhält er als Aufgabenstellung einfache Schwungübungen für die restliche Therapiezeit und für zu Hause. Er soll sich nur auf die Stifthaltung konzentrieren und deshalb leichte Schwungübungen ausführen, um nicht mit komplexen Formen oder gar der Schrift überfordert zu werden. In der Therapiestunde gelingt ihm die Umsetzung schon recht gut. Bei seinen häuslichen Ergo-Aufgaben soll er nach jeder Zeile die Stiftfarbe wechseln, damit seine Finger trainiert werden, sich immer wieder neu am Stift zu positionieren.

Befähigungsprinzipien
Ein weiteres Merkmal des CO-OP-Ansatzes sind die sogenannten Befähigungsprinzipien. Sie basieren auf dem Wissen zum motorischen Lernen, auf geltenden Lerntheorien und kognitiven Theorien. Sie haben sich als wirksame Prinzipien bei der Arbeit mit koordinationsgestörten Kindern gezeigt.

Lass es Spaß machen!
Kinder, die Dinge lernen, die bislang sehr schwer für sie sind, benötigen eine hohe Motivation und Anstrengungsbereitschaft. Diese ziehen sie nicht nur aus den selbst formulierten Zielen, sondern auch aus der Interaktion mit dem Therapeuten/der Therapeutin und den anderen Beteiligten sowie aus einem spielerischen und leichten Ansatz, der durch „Lass es Spaß machen!" beschrieben wird.

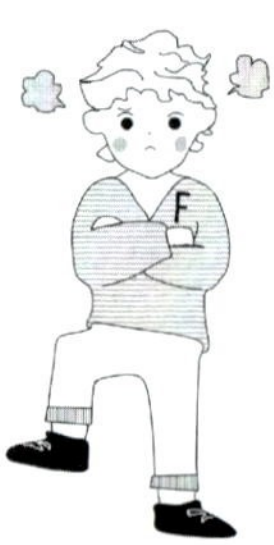

Franz und seine Mama machen aus den Schwungübungen zu Hause ein Würfelspiel mit einem Zahlen- und einem Farbwürfel. Je nachdem, welche Zahl und Farbe man würfelt, darf man die Zeile zum Beispiel dreimal mit Lila entlangfahren. Weil Franz' Mama die Aufgaben auch mitmacht und plötzlich jedes Mal vergisst, wie sie den Stift richtig halten soll, darf Franz sie korrigieren. Das macht richtig Spaß und er merkt gar nicht, wie schnell die täglichen zehn Minuten Übungszeit verfliegen.

Fördere Lernen!
Beim CO-OP-Ansatz geht es darum, neue Fertigkeiten zu erlernen. Das Kind benötigt dabei vor allem seine Eigenmotivation, die Fähigkeit, seine Aufmerksamkeit auf das eigene Tun zu richten, und die Fähigkeit, die erlernten Strategien durch seine Gedächtnisleistungen abzuspeichern. Um das Lernen optimal zu fördern, werden von Polatajko

und Mandich unterschiedliche Techniken des Lernens vorgestellt, die sich vor allem in der Arbeit mit Kindern mit UEMF bewährt haben.

Vormachen:

Das Kind lernt durch das Modell der Eltern und des Therapeuten/der Therapeutin: Im gesamten Lernprozess wird vorgemacht, wie die zu erarbeitende Alltagshandlung und auch die Anwendung von CO-OP funktionieren. Besonders wichtig ist es dabei, das Prinzip „Mach es deutlich!“ anzuwenden. Das Kind wird zu dem Punkt hingeleitet, der für die Durchführung seiner Handlung von besonderer Bedeutung ist.

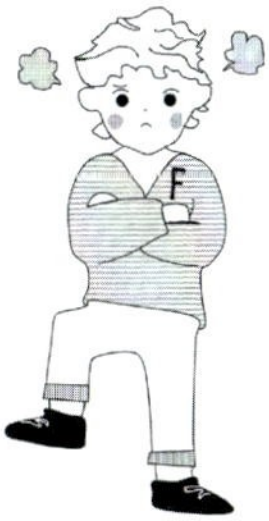

Da Franz' Mama stets in der Therapie anwesend ist, wurde sie von Frau Schubert zu den verschiedenen Lerntechniken beraten und geschult. So weiß sie nun, worauf sie beim Vormachen achten muss. Sie bewegt sich ganz langsam und fordert Franz auf, ihre Finger genau zu beobachten, wenn sie den Stift greift: „Schau mal, Franz. Welcher Finger sitzt jetzt wo genau am Stift?“ „Meinst Du, so können sie den Stift jetzt gut führen?“

Verstärken:

Beim Verstärken von Verhalten unterscheidet man **intrinsische** und **extrinsische** Verstärker. Intrinsische Verstärker sind die, die aus dem Kind selbst heraus entstehen. Dazu zählen vor allem Erfolgserlebnisse und die damit verbundene Freude und Motivation, wenn dem Kind einzelne Schritte oder sogar die ganze erarbeitete Handlung gelingt. Zu den **extrinsischen Verstärkern** gehören vor allem:

- Zuwendung durch Blickkontakt, ein kurzes Streicheln oder das Schenken von Aufmerksamkeit.
- Ein warmes Lob, wobei die Stimmlage und der Gesichtsausdruck des Lobenden zueinander passen müssen. Wichtig ist dabei, die konkrete Handlung zu loben.
- Lob- oder Rekordkarten ausfüllen und in der Praxis oder zu Hause aufhängen.
- Visualisierung der einzelnen Erfolge, indem etwas farbig hervorgehoben wird, es einen Stempel gibt oder Klebepunkte geklebt werden.
- Feedback bekommen durch die Eltern, den Therapeuten/die Therapeutin oder Auguste. Dabei sollte das Kind lernen, sich Schritt für Schritt selbst sicher im Check einzuschätzen, um zukünftig nicht von fremder Hilfe abhängig zu sein.

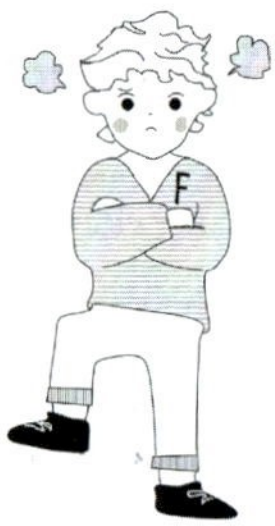

Als Franz in der nächsten Woche wieder zur Ergotherapie kommt, ist er sehr stolz, weil er nun schon ein richtiger Profi im Drei-Freunde-Griff geworden ist. In der anfänglichen Reflexionsrunde lobt ihn seine Mama sehr, sie ist ganz bei ihm und sieht ihn ganz warm an: „Franz, ich finde es richtig toll, wie fleißig Du geübt hast und wie Du immer wieder den Stift richtig gegriffen hast, auch wenn es manchmal anstrengend für Dich war. Aber Du bist drangeblieben! Und besonders toll war auch, dass uns beiden das Üben richtig Spaß gemacht hat." Franz freut sich sehr über das Lob seiner Mama und er sieht, wie viel Freude er ihr bereitet hat. Nun muss er Frau Schubert seine Ergo-Aufgaben zeigen. Nachdem alles angeschaut wurde und er gezeigt hat, wie er den Stift richtig halten kann, darf er sich einen Belohnungsstempel auf sein Ergo-Aufgabenblatt stempeln. Außerdem darf er sich eine Lobkarte aussuchen und darauf seinen Namen und seinen Erfolg schreiben. Die Karte steckt er an die Rekord- und Lobewand der Praxis. Wenn seine ergotherapeutische Behandlung abgeschlossen ist, darf er sich seine Lobkarten mit nach Hause nehmen.

Direktes Lehren:

Manchem Kind fehlen wesentliche Informationen, die für den Fertigkeitserwerb dringend nötig sind, und es fällt ihm sehr schwer, diese Informationen zu sammeln, bzw. es würde sehr viel Zeit oder Aufwand kosten. Vielleicht kennt es auch keine andere Person, die ihm bei seinem Problem helfen könnte. In diesen Fällen kann dem Kind die Information direkt gegeben werden. Da die Selbstentdeckungen des Kindes beim CO-OP eine zentrale Rolle spielen, sollte diese Technik jedoch eher selten eingesetzt werden.

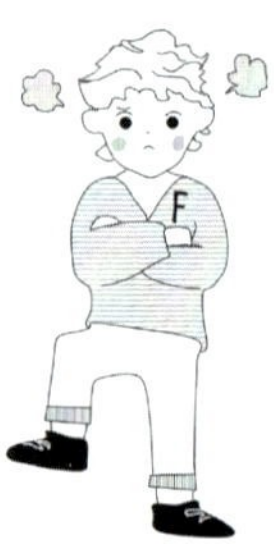

Franz kann mittlerweile den Stift geschickt halten und führen und trotzdem sehen seine Buchstaben sehr unregelmäßig und unleserlich aus. Frau Schubert entscheidet sich, Franz heute eine wichtige Information zu geben, damit er die Buchstaben gleichmäßiger schreiben kann, ohne dass er Linien doppelt zieht. Dabei entscheidet sie sich für das direktive Lehren. „Franz, schau mal aus unserem Praxisfenster. Dort drüben siehst Du eine kleine, enge Straße und auch ein blaues Schild mit einem weißen Pfeil darauf. Weißt Du, was dieses Schild zu bedeuten hat?" „Ja, klar, das ist eine Einbahnstraße", antwortet Franz. „Und weißt Du, was das zu bedeuten hat?" Franz erklärt, dass die Autos dort nur in eine Richtung fahren dürfen, weil die Straße so eng ist, sonst gibt es Unfälle. „Ja, genau. Das stimmt! Und weißt Du was? Die Buchstaben sind auch alles Einbahnstraßen, die darf man auch nur in eine ganz bestimmte Richtung schreiben, damit man nicht in einen Stau oder Unfall zwischen den Buchstaben verwickelt wird." Franz staunt, das

hatte er noch nicht gehört. „Und genau das wollen wir uns heute ansehen und gemeinsam üben und lernen."

Impulse:

Impulse helfen dem Kind bei schwierigen Teilschritten. So kann es passieren, dass das Kind beim Tun ins Stocken gerät oder die zeitliche Planung noch sehr unsicher ist und Teilschritte falsch angeordnet werden. Vielleicht werden einzelne Teilschritte auch vergessen. In diesen Situationen können Impulse das Kind unterstützen, ins erfolgreiche Handeln zu kommen.
Werden zum Beispiel Geräusche oder spezielle Töne wie Klatschen, Pfeifen oder Klopfen genutzt, spricht man von akustischen Impulsen. Merksprüche, Wörter oder Hilfsfragen sind verbale Impulse. Aber auch körperliche Impulse, wie z. B. Berührungen, Druck geben oder leichtes Anschubsen, sind hilfreiche Strategien. Außerdem können visuelle Impulse gegeben werden, z. B. Klebepunkte, Hervorhebungen, Achtung-Schilder oder Markierungen. Wenn die Kinder sicher werden, sollten die Impulse langsam ausgeschlichen werden, damit das Kind auch lernt, ohne Unterstützung erfolgreich zu sein und seine Aufmerksamkeit selbstständig zu steuern.

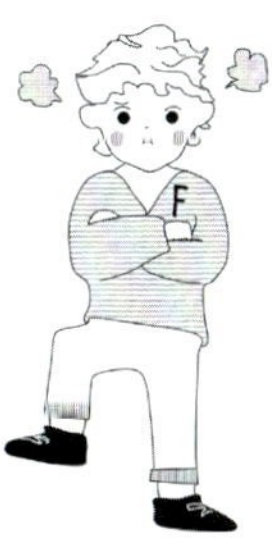

Nachdem Franz die Einbahnstraßen bei den Buchstabenabfolgen verstanden und gelernt hat, hilft ihm fortan ein aufgeklebtes Einbahnstraßenschild im Kleinformat auf seinem Schultisch und auf seinem Schreibtisch zu Hause, immer daran zu denken, wie die Buchstaben richtig geschrieben werden. Damit die Buchstaben jetzt auch immer in den Linien bleiben und nicht mehr darüber hinaus gehen, hat er sich mit seiner Mama auf einen Pfiff geeinigt. Das kennt er vom Fußballtraining. Wenn der Trainer pfeift, müssen sofort alle anhalten. Der Pfiff hilft ihm, aufmerksam zu sein und vor allem auch zu merken, wenn er wieder über die Linie schreibt. Am Anfang musste Mama sehr oft pfeifen, aber in der letzten Ergotherapiestunde waren nur noch drei Pfiffe zu hören. Franz freut sich über den nächsten kleinen Fortschritt. Er merkt, dass er Stück für Stück besser wird und auch immer motiviert zur Ergotherapie geht.

Formen:

Bei der Technik des Formens geht es darum, die Aufgabe an die Fähigkeiten des Kindes anzupassen. So werden Aufgaben vereinfacht, um dem Kind den Zugang zum Erlernen der Fähigkeit zu erleichtern.

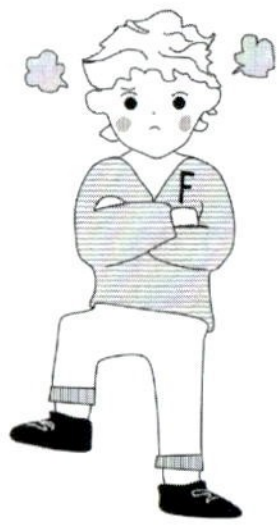

Um Franz das Schreiben zu erleichtern, bekommt er fortan wieder die größere, dreigeteilte Lineatur, auch wenn die anderen Kinder in der Klasse schon in schmaleren Linien schreiben. Dieses Vorgehen wurde von Frau Schubert empfohlen und von Franz' Mama mit den zuständigen Lehrer:innen besprochen. Auch klebt Franz' Mama für die Übungen der nächsten Woche seine Linien mit Malerkrepp ab, sodass er es nicht nur sehen kann, wenn er an der Linie ist, sondern es auch deutlich spürt, wenn der Stift gegen die Linien stößt. Im nächsten Schritt wird das Malerkrepp durch rot nachgezogene Grundlinien ersetzt. Diese Aufgabe ist etwas schwerer, aber immer noch eine Erleichterung für Franz.

Strebe Selbstständigkeit an!

Das Hauptziel von CO-OP ist, dass das Kind selbstständig die von ihm erwünschte Fertigkeit durchführen kann und zukünftig in der Lage ist, eigene Strategien zu entwickeln und anzuwenden, um auftretende Probleme zu lösen. Somit muss das Kind im CO-OP-Prozess nicht nur angeleitet werden, die globale Strategie zu erlernen, sondern auch für sich zu analysieren, an welchem Punkt und warum seine Handlung scheitert. Darauf aufbauend soll es – ebenfalls selbstständig – in der Lage sein, mithilfe von Ziel-Plan-Tu-Check aufgabenspezifische Strategien zu entwickeln und sich die Fertigkeit zu erarbeiten. Im therapeutischen Prozess muss sich der Therapeut/die Therapeutin zunehmend zurücknehmen und das Kind im Strategie- und Selbstständigkeitserwerb begleiten, bis er/sie nicht mehr gebraucht wird.

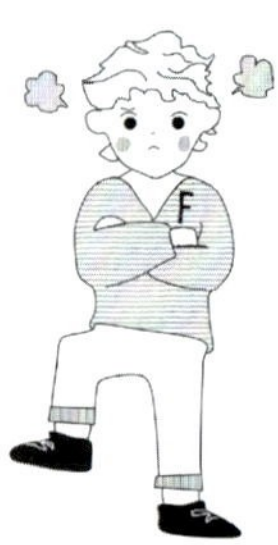

In der letzten Ergotherapiestunde hat Franz gelernt, Zwillingsbuchstaben zu schreiben. Er hat durch die geleitete Entdeckung von Frau Schubert herausgefunden, dass die Schrift nur sauber und ordentlich aussieht, wenn die einzelnen Buchstaben gleich aussehen. Alle „c"s müssen sich gleichen wie Zwillinge und schöne runde Bögen haben. Ein paar Tage später zu Hause merkt Franz, dass das kleine „d" bei ihm sehr unsauber aussieht. Seine Mama steht neben ihm und bemerkt, dass er unzufrieden ist. „Na Franz, was ist los?", fragt sie. „Mein ‚d' sieht so unsauber aus und ich überlege, wie ich das lösen könnte. Mein Ziel ist, saubere und vor allem gleiche Buchstaben zu schreiben. Und eigentlich sieht das ‚d' doch fast aus wie ein ‚c' und ein ‚l' und die beiden kann ich schon. Ich könnte also erst ein rundes ‚c' schreiben und dann einen geraden Strich dranhängen. Nun muss ich nur noch an meine Einbahnstraße denken. Was meinst Du, Mama?" „Ich finde, das hast Du sehr gut geplant und vor allem ganz allein geschafft. Komplett ohne Hilfe! Was kommt als Nächstes?" Franz antwortet: „Jetzt mache ich mein ‚Tu' und ‚Check' und schaue, ob es klappt."

Fördere Generalisierung und Transfer!

Das letzte Befähigungsprinzip bedeutet, dass die Fertigkeiten so gut gelernt und automatisiert sind, dass die Kinder das Gelernte sowohl auf andere Situationen und andere räumliche Gegebenheiten übertragen können, und dass die Strategien der erlernten Fertigkeiten auf andere Handlungen übertragen werden können.

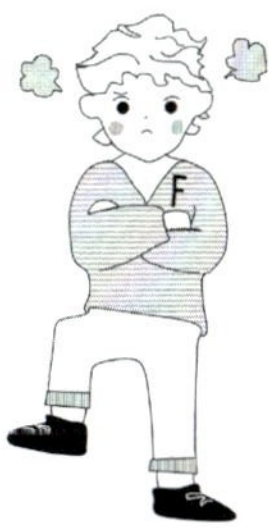

Franz kann mittlerweile so gut in der Druckschrift schreiben, dass er auf seine Unterstützungen wie abgeklebte oder markierte Linien verzichten kann. Er kann jetzt auch sauber und ordentlich in der kleinen Lineatur schreiben wie seine Klassenkamerad:innen. Er hat sogar schon eine Postkarte an seine Großeltern geschrieben. Da waren gar keine Linien drauf und trotzdem konnte man alles lesen. Darüber ist er sehr froh und mächtig stolz. Jetzt möchte er gerne die Schreibschrift lernen, aber dafür braucht er Frau Schubert wahrscheinlich nicht mehr. „Ich glaube, ich weiß jetzt, worauf ich achten muss. Wenn ich weiterhin ein guter Detektiv bin, finde ich meine Tricks allein, und ich kann bestimmt auch einige Tricks aus der Druckschrift übernehmen“, sagt Franz.

| Begleitung im Alltag – Was können Eltern, Erzieher:innen und Lehrer:innen im Alltag tun?

Die meisten Aufgaben, die Kinder im Laufe eines Tages ausführen, beinhalten motorische Bewegungen. Deshalb ist es so wichtig, dass sie sich gezielt und effizient bewegen können. Das Lernen von Bewegungen findet ein Leben lang statt. Es geschieht anfangs vor allem im Alltag der Kinder: zu Hause, im Kindergarten, in der Freizeit und in der Schule. Da es beim Lernen neuer Aufgaben unabdingbar ist, viel zu üben, beschäftigt sich dieses Kapitel mit der Begleitung und Unterstützung im Alltag. Wie können Sie Ihr Kind richtig und erfolgreich fördern?
Sie haben bisher gelernt, dass das motorische Lernen Ihres Kindes maßgeblich von folgenden Faktoren abhängt:

- der Motivation des Kindes
- dem Wissen und dem Handlungsplan, welche Ihr Kind von der auszuführenden Handlung hat
- der eigenen Fähigkeit, sich geschickt zu bewegen
- den räumlichen Voraussetzungen, die es zur Verfügung hat
- und natürlich von der Unterstützung, die es aus seinem sozialen Umfeld bekommt

Die folgenden Tipps gliedern sich in diese Kategorien.

Fördern Sie Motivation!

- **Loben Sie:** Konkretes und zeitnahes Loben motiviert Ihr Kind. Benennen Sie ganz genau, wofür Sie Ihr Kind loben, und beziehen Sie das Lob auf die jetzige Tätigkeit oder Situation. Beschreiben Sie genau, was das Kind gerade richtig gemacht hat, zum Beispiel: „Du hast Deinen Stift gerade richtig gut im Drei-Freunde-Griff gehalten." Belobt wird vor allem die Anstrengung des Kindes, das heißt, wenn es sich Mühe gibt und aktiv beteiligt, nicht die Qualität: „Ich sehe, wie sehr Du Dich dabei angestrengt hast."
- **Lassen Sie Fehler zu:** Zeigen Sie Ihrem Kind, dass Fehler zum Leben dazugehören. Es ist nicht schlimm, wenn sie passieren. Im Gegenteil: Aus Fehlern kann man lernen und etwas verändern. Ermuntern Sie Ihr Kind, seinen Plan und die Durchführung zu überprüfen und sich gegebenenfalls einen neuen Plan auszudenken, falls der erste

nicht so gut geklappt hat. Helfen Sie Ihrem Kind gegebenenfalls beim Erstellen eines neuen Plans.

- **Setzen Sie Prioritäten:** Entscheiden Sie, am besten mit Ihrem Kind zusammen, was besonders wichtig ist, und fokussieren Sie sich auf das eigentliche Ziel. Daran wird fortan gearbeitet, alle anderen Schwierigkeiten werden vorerst ausgeblendet.
- **Geben Sie eine zweite Chance:** Ermuntern Sie Ihr Kind unbedingt, wenn eine Aufgabe nicht sofort gelingt, es noch einmal zu probieren. Ihr Kind benötigt noch weitere Übung und Wiederholungen, um seine Fertigkeiten zu automatisieren. Seien Sie nicht enttäuscht, wenn Ihr Kind die Aufgabe nach mehrfachen Wiederholungen noch nicht kann. Morgen können Sie es wieder zusammen versuchen.
- **Schaffen Sie Erfolge:** Bieten Sie Ihrem Kind Aktivitäten an, die ihm Spaß machen und es fordern, ohne es zu überfordern. Es ist wichtig, dass Ihr Kind Erfolge hat und diese als positiv wahrnimmt.
- **Erkennen Sie Stärken:** Ihr Kind hat zwar Schwierigkeiten in der Durchführung motorischer Aufgaben, dafür kann es aber z. B. besonders gut beim Lesen zuhören, sich selbst Geschichten ausdenken oder ist sehr interessiert an Experimenten. Schauen Sie immer wieder auf die Stärken Ihres Kindes und fördern Sie diese. Räumen Sie feste Zeiten ein, in denen sich Ihr Kind mit seinen Stärken beschäftigen kann.
- **Suchen Sie Gruppen Gleichgesinnter**, die Ihr Kind mit Freude besuchen kann, z. B. der Experimentierzirkel oder eine Schach-AG.
- Sie können auch ein **Stärkeplakat** anlegen. Überlegen Sie gemeinsam mit Ihrem Kind, was es alles richtig gut kann und was es schon alles gelernt hat. Schreiben Sie es auf ein großes Plakat und gestalten es ansprechend, z. B. mit Fotos, auf denen Ihr Kind gerade seine Stärke zeigt. Hängen Sie das Plakat gut sichtbar in der Wohnung auf, sodass Ihr Kind seine Stärken immer sehen kann. Ermuntern Sie alle Familienmitglieder, das Plakat zu ergänzen.
- Führen Sie gemeinsam ein **Sonnenscheintagebuch**. Legen Sie ein DIN-A5-Heft an und tragen gemeinsam mit Ihrem Kind abends zwei bis drei Dinge ein, die im Laufe des Tages besonders gut funktioniert haben. Was ist Ihrem Kind gut gelungen? Wo hat es sich angestrengt? Worüber waren Sie heute besonders froh? Wobei hat sich Ihr Kind wohlgefühlt? Am besten integrieren Sie das Führen des Sonnenscheintagebuchs in die abendliche Routine und schreiben es z. B. nach dem Abendbrot am Esstisch oder im Bett beim Gute-Nacht-Sagen.

Fördern Sie Wissen und Handlungsplanung!

- **Seien Sie Modell:** Zeigen Sie Ihrem Kind, wie Sie bestimmte Tätigkeiten durchführen. Nutzen Sie die Methode des Vormachens-Mitmachens-Selbertuns.
- **Nutzen Sie Ziel-Plan-Tu-Check** beispielhaft in alltäglichen Situationen und lassen Sie Ihr Kind an Ihrer Planung und Ihren Strategien teilhaben. Sprechen Sie die einzelnen Schritte Ihrer Planung laut mit.
- **Begleiten Sie sprachlich:** Sprechen Sie die einzelnen Schritte Ihrer Planung laut mit und trainieren Sie mit Ihrem Kind ebenfalls das sprachliche Begleiten. Sie fördern somit nicht nur die Handlungsplanung des Kindes, es bleibt dadurch auch aktiviert und aufmerksam und leitet sich selbst verbal an.
- **Tauschen Sie Rollen:** Tauschen Sie mit Ihrem Kind die Rollen. Dabei gibt Ihr Kind Ihnen die Handlungsanweisung und Sie als Eltern müssen die Handlung genauso ausführen. Nehmen Sie Ihr Kind beim Wort und machen nur das, was Ihr Kind Ihnen beschreibt. So kann es sehen, welche Schritte vielleicht noch fehlen und welche noch nicht so gut geplant sind.
- **Fertigen Sie Pläne an:** Erstellen Sie mit Ihrem Kind genaue Ablaufpläne der einzelnen Arbeitsschritte für die problematische Aufgabe. So muss Ihr Kind die einzelnen Schritte noch nicht vollständig im Kopf haben, sondern kann sich an der Aufgabenliste entlanghangeln und hat zusätzlich noch eine visuelle Hilfestellung.

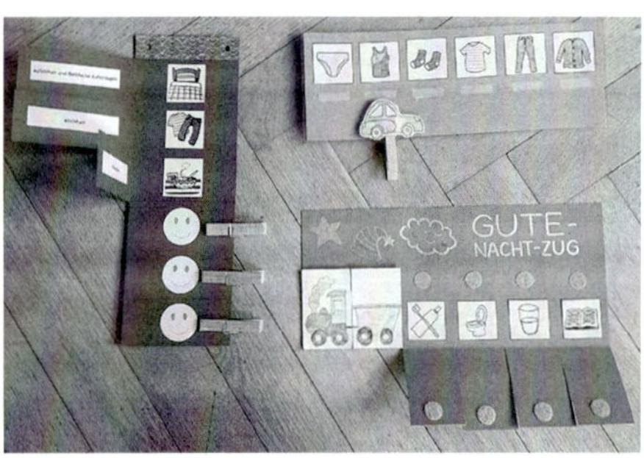

Abb. 11: Ablaufpläne mit einzelnen Arbeitsschritten

- **Visualisieren Sie Zeit:** Nutzen Sie einen Timer oder Sanduhren, um Ihrem Kind zu zeigen, wie viel Zeit es für eine bestimmte Aufgabe zur Verfügung hat und wann es fertig sein soll. Viele Kinder sind motiviert, ihre Aufgaben ein bisschen schneller zu schaffen, und sind stolz, wenn sie vor dem Klingeln fertig sind.

Fördern Sie Bewegung!

- **Seien Sie Vorbild:** Bewegen Sie sich mehr mit Ihrem Kind zusammen. Nutzen Sie die Treppe statt Fahrstuhl oder Rolltreppen. Nutzen Sie das Fahrrad oder einen Roller, um die täglichen Wege zu bewältigen.

Meine Spielideen für draußen				
Spielideen	ausprobiert	☺ ♡	möchte ich noch lernen / weiter üben	abgewählt
Wurfscheibe	II	✓	✓	
Segelflugzeug werfen	III	✓	✓	
Luftballontennis				
Fußball	III	✓	✓	✓
Trampolin im Park	I	✓		
Becherstelzen laufen				
Tischtennis				
Fange spielen				
Wikinger Schach				
Radtour				
schaukeln & abspringen				

Abb. 12: Meine Spielideen für draußen

- **Fördern Sie einen bewegten, aktiven Alltag:** Um motorische Fertigkeiten mit Geschick und Ausdauer zu üben, brauchen Kinder neben ihren Strategien auch Muskeln, Kraft und eine gute Körperwahrnehmung. Dieses erarbeiten sie sich durch viel Bewegung, Sport und einen aktiven Alltag. Fördern Sie dies durch:
  - **einen aktiven Kindergarten- oder Schulweg** zu Fuß, mit dem Laufrad, dem Roller oder dem Fahrrad
  - **Spaß am Bewegen:** Im Vordergrund des Bewegens sollte nicht der Wettbewerb stehen, sondern der Spaß an der Bewegung. Gehen Sie mit Ihrem Kind draußen rennen, fangen Sie es, machen Sie gemütliche Radtouren, spielen Sie Ball ohne Regeln, raufen Sie mit Ihrem Kind. Oder Sie suchen Sportgruppen aus, die keinen Turnier- oder Wettkampfsport anstreben, sondern eher allgemeine Bewegungsangebote schaffen, wie z. B. Eltern-Kind-Sportgruppen.
- **Fördern Sie Ausdauer und Kraft**, indem Sie viel mit Ihrem Kind laufen, wandern, schwimmen, Rad fahren oder skaten, um die körperliche Fitness zu steigern.
- **Spielen Sie regelmäßig,** am besten täglich, mit Ihrem Kind im Freien, probieren Sie viel aus. Legen Sie gemeinsam eine Liste an, was sie alles ausprobieren könnten, und markieren Sie, was Ihrem Kind besonders viel Spaß macht oder was es noch besser

lernen möchte. Sinnvoll ist es, dem Kind jede Aktivität mindestens dreimal anzubieten, bevor es sie abwählen darf.

- **Führen Sie neue sportliche Aktivitäten** zuerst allein mit Ihrem Kind durch, sodass es keinen Leistungsdruck durch andere Kinder verspürt und Sie Hilfestellung in schwierigen Situationen geben können. Bieten Sie Ihrem Kind dabei ausreichend Zeit, sich mit den neuen Materialien und den neuen Bewegungsabläufen vertraut zu machen. Erst danach können weitere Kinder zum Spielen dazukommen.
- **Fördern Sie motorische Vorlieben und Stärken:** Häufig bevorzugen Kinder mit UEMF Einzelsportarten, wie z. B. Radfahren, Leichtathletik oder Schwimmen, da die Gruppenkonstellation mehr Reize und Abstimmung mit sich bringt und dies häufig zu Überforderung führt. Fördern Sie Ihr Kind in seinen bevorzugten Sportarten und unterstützen Sie es, gut darin zu sein.
- **Beziehen Sie Ihr Kind bei alltäglichen Aufgaben im Alltag** mit ein. Lassen Sie es beim Wäscheaufhängen helfen, sich selbst Brote schmieren, das Obst für den Obstsalat schneiden, den Geschirrspüler ein- und ausräumen oder regelmäßig den Tisch decken. Dadurch trainiert Ihr Kind nicht nur seine motorischen Fähigkeiten und Fertigkeiten, sondern auch den Werkzeuggebrauch. Es muss sich selbst organisieren, Abläufe planen und Lösungen in schwierigen Situationen finden. Es erfährt durch das Erledigen von Haushaltsaufgaben Anerkennung durch die Familie und Selbstwirksamkeit.
- **Bieten Sie feinmotorische Spiele an:** Basteln, malen, kneten, bauen, kochen und backen Sie mehrmals in der Woche mit Ihrem Kind. So schult es auch kleine, geschickte Bewegungen mit den Händen.
- **Reduzieren Sie Mediennutzung:** Heutzutage ist Mediennutzung eine sehr beliebte und stark frequentierte Freizeitbeschäftigung. Allerdings ist sie v. a. für Kinder mit UEMF eine Sackgasse. Sie bewegen sich noch weniger, ziehen sich zurück, lernen und spüren nicht durch Bewegungen und erleben sehr einseitige, dafür aber meist sehr überfordernde Reize.

Optimieren Sie räumliche Voraussetzungen!

- **Ergonomie:** Sorgen Sie für angepasste Tische und Sitzmöbel. Die Kinder sollten im Sitzen festen Bodenkontakt mit den Füßen haben. Die Oberschenkel sind mehr als 90° gebeugt, also leicht abfallend zum Boden. Somit spürt das Kind Druck über die Füße und kann sich leichter wahrnehmen und aufrecht hinsetzen. Der Tisch sollte so hoch sein, dass das Kind bei aufrechter Sitzhaltung und abgelegten Armen entspannte Schultern hat und seine Unterarme locker über den Tisch gleiten können.

Richten Sie Bad, Küche, Kinderzimmer und Garderobe so ein, dass Ihr Kind seine Aufgaben wirklich allein erledigen kann. Überprüfen Sie, ob Ihr Kind an alle Fächer herankommt, es sich seine Materialien stets allein nehmen kann und alle Haken tief genug hängen, damit es seine Jacken und Handtücher selbstständig aufhängen kann.

Fördern Sie soziale Integration!

Viele Kinder mit UEMF haben aufgrund ihrer Besonderheiten Schwierigkeiten, Freunde zu finden. Sie sind vielleicht schüchtern oder leiden sogar unter sozialer Ausgrenzung. Um die Kinder erfolgreich sozial einzubinden, haben sich folgende Dinge bewährt:

- **Begleiten Sie Gruppensituationen** und gehen Sie gemeinsam mit Ihrem Kind auf den Spielplatz oder zu Festen und Veranstaltungen, bei denen es auf andere Kinder trifft. Ermuntern Sie Ihr Kind, mit anderen Kindern Kontakt aufzunehmen, sich neben ein anderes Kind zu setzen, es zu begrüßen oder sogar ins gemeinsame Spiel zu kommen. Seien Sie in seiner Nähe und bieten ihm Sicherheit und einen Schutzraum. Helfen Sie individuell in schwierigen Situationen.
- **Unterstützen Sie Verabredungen** und sorgen Sie dafür, dass Ihr Kind regelmäßig mehrmals in der Woche Kontakt zu anderen Kindern hat, die ihm vertraut sind. Treffen Sie sich mit befreundeten Familien, die auch Kinder haben. Vereinbaren Sie Verabredungen mit anderen Kindergarten- oder Schulkindern.
- Suchen Sie für Ihr Kind eine **Nachmittagsveranstaltung**, die den Interessen Ihres Kindes entspricht und bei der die motorischen Fähigkeiten nicht im Vordergrund stehen. Vielleicht interessiert sich Ihr Kind für eine Schach-AG, den Chor, die Malschule oder eine Theater-AG und kann dort mit anderen Kindern in Kontakt kommen.
- **Seien Sie Multiplikator/Multiplikatorin:** Erklären Sie den Erzieher:innen, Lehrer:innen und Trainer:innen Ihres Kindes sein Störungsbild und leiten Sie die Personen an, wie sie am förderlichsten mit Ihrem Kind umgehen können. Überreichen Sie eine kleine Mappe mit Informationsbroschüren (siehe Anhang).

Schaffen Sie Erleichterungen!

Ihr Kind lernt gerade neue Bewegungen und Handlungen, einiges wird am Anfang noch zu schwierig sein, sodass Sie diese Anforderungen für Ihr Kind anpassen oder anfangs mit übernehmen müssen. Achten Sie bei allen Anpassungen darauf, dass Ihr Kind trotzdem mitmacht und bei Ihren Handlungen dabei ist. Wenn Ihr Kind es zum Beispiel noch nicht schafft, die Kleidung aus dem Schrank zu nehmen, sollte es zumindest dabei sein und zusehen. Während Sie planen und handeln, begleiten Sie Ihre Schritte laut sprachlich mit, sodass Ihr Kind beim Zuschauen lernen kann.

Zu Hause

Bereiten Sie den Alltag vor: Um Zeitdruck zu vermeiden, sollten Sie gemeinsam entscheiden, welche Dinge schon am Vorabend mit ausreichend Zeit erledigt werden können, damit es z. B. am Morgen vor dem Kindergarten oder der Schule nicht zu hektisch wird.
Folgende Tipps sind hilfreich:

- Die Kindergarten- oder Schultasche am Abend vorher gegebenenfalls gemeinsam packen.
- Die Kleidung am Abend vorher für den nächsten Tag heraussuchen.
- Brotdose und Trinkflasche so weit wie möglich vorbereiten. Im Kühlschrank hält sich der Snack für den nächsten Tag noch frisch.
- Den Frühstückstisch am Abend vorher decken, so gewinnen Sie wertvolle Zeit am Morgen.
- Schaffen Sie Zeit, wo es knapp ist, und verbannen Sie Zeitdruck. Stellen Sie den Wecker 20 min früher.
- **Anziehstraße bauen:** Legen Sie die Kleidungsstücke in der richtigen Reihenfolge und richtigen Ausrichtung im Flur als lange Straße aus. Ihr Kind „fährt" über seine Anziehstraße und zieht sich dadurch Schritt für Schritt an.
- **Kleidung:** Achten Sie darauf, dass Ihr Kind Kleidung trägt, die es schnell und selbstständig an- und ausziehen kann. Meist sind dies lockere und weite Sachen. Eine Jogginghose mit Gummizug lässt sich leichter anziehen als eine enge Jeans mit Knöpfen und Reißverschluss. Kaufen Sie anfangs Socken, die etwas größer sind. Das erleichtert Ihrem Kind das Anziehen und es übt im Wachsen, auch engere Socken sicher und zügig anzuziehen.
  Achten Sie beim Schuhkauf darauf, dass Ihr Kind die Schuhe allein gut an- und ausziehen sowie schnell und fest verschließen kann. Beginnen Sie mit Klettverschlüssen oder Gummischnürsenkeln.
  Üben Sie schwierige Verschlüsse wie Knöpfe, Druckknöpfe, Hakenverschlüsse, Reißverschlüsse und Schleifen, wenn Sie gemeinsam ausreichend Zeit haben und entspannt üben können. Wenden Sie Ziel-Plan-Tu-Check an. So wird das Lernen erleichtert und Ihr Kind wird schneller Erfolg haben, sodass es bald auch Jeans und Schleifenschuhe tragen kann.
- **Wochenplan:** Sorgen Sie dafür, dass Ihr Kind einen angemessenen, nicht überfüllten Tages- oder Wochenplan hat. Ihr Kind benötigt für die meisten Handlungen mehr Zeit und Anstrengung als andere. Deshalb ist es dringend notwendig, dass es ausreichend

freie Spiel- und Erholungszeiten hat, in denen es sich mit dem beschäftigen kann, worauf es Lust hat und auch Langeweile erfahren darf.

In der Schule, im Klassenraum

- **Geben Sie mehr Zeit:** Geben Sie dem Kind für motorisch herausfordernde Aufgaben wie Zirkelarbeiten, geometrische Zeichnungen, Schreibaufgaben oder Bastelaufgaben mehr Zeit, damit es diese beenden kann.
- **Setzen Sie Prioritäten:** Geht es beim Lernen um eine gewisse Ordnung und Sauberkeit, geben Sie den an UEMF betroffenen Kindern mehr Zeit und bewerten Sie inhaltliche Fehler oder Unvollständigkeiten nicht so streng. Diese Kinder benötigen mehr Konzentration und Anstrengung und können sich deshalb oft nicht so gut auf zwei Dinge fokussieren. Steht auf der anderen Seite das Tempo im Vordergrund der Arbeit, zeigen Sie Nachsicht, wenn die Form und Qualität nicht ausreichend sind.
- **Kleine Ziele und Aufgabenpakete:** Besprechen Sie gemeinsam mit dem Kind, welche Aufgabe es in welcher Zeit erledigt haben soll. Geben Sie kleine Schritte und Ziele vor, damit das Kind motiviert bleibt. Passen Sie die Lehrmaterialien dementsprechend an und kopieren Sie z.B. nur einzelne Aufgabenblöcke auf eine Seite. Sie können auch Aufgabenblätter knicken, sodass das Kind vorerst nur die erste Aufgabe sieht. Mit einem leeren Blatt und Büroklammern können Aufgaben, die gerade noch nicht relevant sind, abgedeckt werden.
- **Entlastung bei Schreibaufgaben:** Haben Sie ein Kind in Ihrer Klasse, das eine feinmotorische Entwicklungsstörung hat, wird es wahrscheinlich deutliche Schwierigkeiten mit dem Schreiben haben. Sorgen Sie dafür, das Kind beim Schreiben zu entlasten. Bieten Sie ihm zum Beispiel Lückentexte oder Aufgaben zum Ankreuzen an, um Wissen abzufragen. Lassen Sie anstelle eines schriftlichen Berichts die Aufgaben mündlich erledigen. Bitten Sie es eher, Referate zu halten als schriftliche Arbeiten zu erstellen. Lassen Sie das Kind möglichst schnell und viel mit dem Computer schreiben. Kinder mit UEMF lernen leichter und schneller Tastaturschreiben als die Handschrift, da die Bewegungsabläufe beim Tastaturschreiben eine geringere feinmotorische Steuerung erfordern. Dies bedeutet nicht, dass der Handschrifterwerb übersprungen werden soll. Das Erlernen der Handschrift ist ein sehr wichtiger Schritt beim Verfassen von Texten.
- **Nachteilsausgleich:** Beantragen Sie bei Bedarf einen Nachteilsausgleich oder eine Schulassistenz.

Im Sportunterricht

- **Lassen Sie es Spaß machen:** Legen Sie Wert auf die spaßbetonte, körperliche Aktivität betroffener Kinder, nicht auf den Wettkampf.

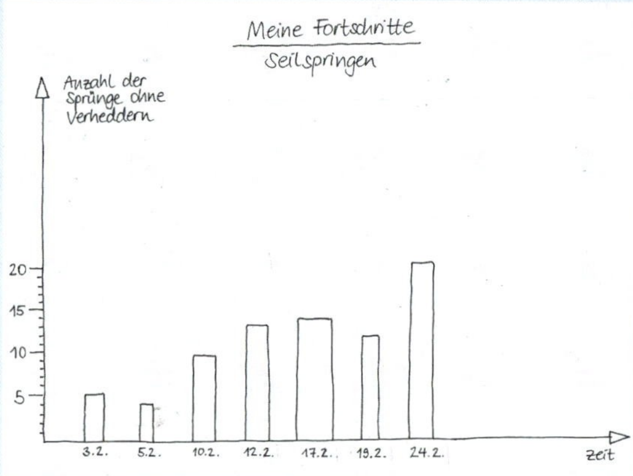

Abb. 13: Fortschrittsprotokoll

- **Schaffen Sie Erfolge:** Wählen Sie Aktivitäten, in denen das Kind Erfolg haben kann, wenn es sich anstrengt. Führen Sie zum Beispiel ein Fortschrittsdiagramm für das betroffene Kind ein, um die individuellen Fortschritte des Kindes zu visualisieren und zu protokollieren.
- **Unterteilen Sie in Teilschritte:** Unterteilen Sie die geforderten Übungen in Teilschritte und lassen Sie das Kind diese vorerst einzeln üben, bevor es die gesamte Übung zusammensetzt. Machen Sie die Übungen kleinschrittig vor und erläutern Sie, worauf genau es bei der Durchführung ankommt. Auch beispielhaftes lautes Mitsprechen beim Durchführen einer Aufgabe ist sehr hilfreich.
- **Fördern Sie bilaterale Aktivitäten:** Bieten Sie den Kindern Aufgaben an, die eine koordinierte Bewegung beider Körperhälften erfordern. Besonders geeignet sind dabei Aufgaben, bei denen beide Hände zum Einsatz kommen. Entweder können beide Hände die gleiche Aufgabe haben, wie z. B. beim Tuchtennis oder dem Prellen eines Balls abwechselnd rechts und links. Auch unterschiedliche Aufgaben für beide Hände, wie beim Führen eines Hockeyschlägers, wo eine führende Hand und eine stabilisierende Haltehand zum Einsatz kommen, sind förderlich.
- **Vergeben Sie besondere Posten:** Lassen Sie das Kind in schwierigen Situationen am Sportunterricht teilhaben, indem es z. B. Schiedsrichter oder Teamchef sein kann, der organisatorische Aufgaben übernimmt.
- **Begleiten und führen Sie:** Durch das Führen von Bewegungen werden dem Kind wichtige Spürinformationen vermittelt. Dabei übernehmen Sie die Führung der Hand oder des Arms und leiten die Bewegung des Kindes ähnlich einer Marionette. Es kann dadurch erlernen, wie bestimmte Aufgaben durchgeführt werden müssen. Konkretes Benennen, was das Kind anders machen müsste, um z. B. einen Ball zu fangen, hilft zusätzlich. „Halte beide Hände vor dem Körper bereit und greife schnell zu.“

Schlusswort

Sie haben mit der Lektüre dieses Ratgebers den ersten wichtigen Schritt getan, Ihr Kind auf seinem Weg zu begleiten. Auch wenn UEMF nicht vollständig kuriert werden kann, haben Sie eine ganze Reihe von Möglichkeiten erfahren, Ihr Kind in seiner Entwicklung zu unterstützen und es zu zunehmend selbstständigem Handeln zu befähigen. Sie werden sehen, mit ein bisschen Übung lassen sich viele Tricks in den Alltag einflechten, die für Entspannung und Selbstwirksamkeit Ihres Kindes sorgen. Um Ihnen den Start zu erleichtern, finden Sie im folgenden Kapitel noch ein paar Checklisten und Angaben zu weiterführenden Informationen.

Checklisten für Eltern, Therapeut:innen, Lehrer:innen, Erzieher:innen und Trainer:innen

Wie üben wir richtig mit dem Kind?

- [ ] Wir üben und wiederholen regelmäßig, mehrmals in der Woche.
  → *Täglich 10–15 min sind besser als 1 x pro Woche 60 min.*
- [ ] Wir machen regelmäßige Pausen.
  → *Bevor Ermüdung und häufige Fehler einsetzen.*
- [ ] Wir üben Schritt für Schritt.
  → *Aufgabe zum Üben unterteilen und später zusammenfügen.*
- [ ] Wir motivieren und loben.
  → *v. a. bei Anstrengung loben und Aufmerksamkeit schenken.*
- [ ] Wir üben im und mit dem Alltag.
  → *Benutzen der kindlichen Materialien und an den Orten, wo die Probleme auftreten.*
- [ ] Wir üben ohne Stress und Zeitdruck.
  → *Gute Stimmung und Beziehung schaffen und sich Zeit nehmen.*
- [ ] Wir bieten Varianten an.
  → *Andere Materialien oder Steigerungen anbieten.*
- [ ] Wir haben feste, im Tagesablauf verankerte Übungszeiten.
  → *Alle können sich auf das Üben einstellen.*
- [ ] Wir achten auf ausreichend Schlaf und bieten gegebenenfalls Ruhephasen an.
  → *Vorschulkinder: 10–12 Stunden, Schulkinder ca. 10 Stunden.*

Wann sprechen wir unseren Kinderarzt/unsere Kinderärztin an?

- [ ] Sie beobachten, dass Ihr Kind gehäuft Schwierigkeiten beim Ausführen motorischer Handlungen hat. Es wirkt ungeschickt und tollpatschig.
- [ ] Ihr Kind vermeidet bestimmte motorische Aktivitäten und das Üben.
- [ ] Sie haben Hinweise von Erzieher:innen und Lehrer:innen bekommen, dass sich Ihr Kind deutlich langsamer und ungeschickter bewegt als Gleichaltrige.

Ihr Kind benötigt mehr Zeit, Anstrengung, Konzentration oder Kraft, um altersangemessene Aufgaben zu erledigen.

Ihr Kind fragt Sie sehr oft nach Hilfe, ohne dass es die Aufgabe selbst ausprobiert.

Ihr Kind stößt viel um, wirkt fahrig in seinen Bewegungen oder stößt sich oft.

Häufig wird Ihr Kind gehänselt, gemieden oder es hat es schwer, Freundschaften einzugehen.

Ihr Kind traut sich wenig zu und wirkt bedrückt.

Worauf achten wir bei der Wahl der Therapie?

Es wird klientenzentriert gearbeitet.
→ *Die für das Kind und seine Eltern wichtigen Alltagshandlungen werden erfragt.*

Es wird betätigungsorientiert gearbeitet.
→ *Ziel der Therapie ist die Verbesserung der kindlichen Bewegungen und der kindlichen Alltagshandlungen.*

Es wird zielorientiert gearbeitet.
→ *Kind und Eltern formulieren Handlungsziele.*

Motivation und Selbstwirksamkeit des Kindes werden gestärkt.

Es werden hilfreiche Strategien erarbeitet.
→ *Gefördert werden das selbstständige Planen, Durchführen und Problemlösen des Kindes.*

Es erfolgt eine konsequente Einbeziehung des sozialen Umfelds.
→ *Eltern oder andere Bezugspersonen sind stets in der Therapie anwesend, Erzieher:innen und Lehrer:innen werden beratend unterstützt.*

Grundlagen des motorischen Lernens werden berücksichtigt.

Es wird leitlinienkonform therapiert.

Wie bereiten wir uns auf das Gespräch mit dem Kinderarzt/der Kinderärztin vor?
Stellen Sie sich einen typischen Tagesablauf Ihres Kindes vor und füllen Sie dann die folgende Tabelle aus. So haben Sie einen guten Überblick, was Sie Ihrem Kinderarzt/ Ihrer Kinderärztin berichten können.

	Was klappt gut?	Was klappt nicht so gut?	Worunter leidet Ihr Kind?
Selbstversorgung zu Hause			
Kindergarten/ Schule			
Freizeit/Hobbys			
Soziale Interaktion			

Glossar und Abkürzungen

ADHS	Aufmerksamkeits-Defizit-Hyperaktivitäts-Syndrom
ADS	Aufmerksamkeits-Defizit-Syndrom
AWMF	Arbeitsgemeinschaft der Wissenschaftlichen Medizinischen Fachgesellschaften e. V.
betätigungs-orientiert	von der Befundung, über die Ziele bis hin zu den therapeutischen Mitteln bilden die speziellen, alltäglichen Betätigungen den Schwerpunkt der Therapie
bilateral	beide Körperhälften betreffend
BOT-2	Motoriktest Bruininks-Oseretzky-Test
CO-OP	Cognitive Orientation to daily Occupational Performance (Kognitive Orientierung bei der alltäglichen Betätigungsausführung, Therapieansatz)
COPM	Canadian Occupational Performance Measure (Kanadisches Messinstrument zur Erfassung der Betätigungsdurchführung)
DCD	Developmental Coordination Disorder
DCDQ-G	Developmental Coordination Disorder Questionnaire – German Version
DVE	Deutscher Verband Ergotherapie
Generalisierung	eine bestimmte Fertigkeit, die in einem speziellen Kontext gelernt wurde, kann in einem anderen Kontext ausgeführt werden
Heilmittel	sind persönlich zu erbringende, ärztlich verordnete medizinische Leistungen
Heilmittelerbringer	u. a. Ergotherapeut:innen, Physiotherapeut:innen und Logopäd:innen
Klienten-zentrierung	Anliegen und Ziele der Kinder und Eltern stehen im Mittelpunkt der Therapie
M-ABC-2	Motoriktest Movement ABC-2
NTT	Neuromotor Task Training (Neuromotorisches Aufgabentraining)
PQRS-Skala	Performance-Quality-Rating-Scale (Bewertungsschema für die Ausführungsqualität)
SPZ	Sozialpädiatrisches Zentrum
Transfer	das Können einer Fertigkeit erleichtert das Erlernen einer neuen, ähnlichen Fertigkeit
UEMF	Umschriebene Entwicklungsstörung motorischer Funktionen

| Quellen

Literatur

Becker, H. (2011): Kinder mit motorischen Entwicklungsstörungen. Ein Ratgeber für Eltern, Pädagogen und Therapeuten. Idstein: Schulz-Kirchner Verlag.

Becker, H. & Steding-Albrecht, U. (Hrsg.) (2006): Ergotherapie im Arbeitsfeld Pädiatrie. Stuttgart: Thieme Verlag.

Becker, H. & Walkenhorst, U. (Hrsg.) (2009): Fallbuch zur Ergotherapie in der Pädiatrie. 1. Auflage. Stuttgart: Thieme Verlag.

Blank, R., Jenetzky, E. & Vinçon, S. (2014): BOT-2. Bruininks-Oseretsky Test der motorischen Fähigkeiten. Frankfurt am Main: Pearson Assessment & Information GmbH.

Büscher, S., Mester, D. & Wilbers, S. (2007): Kids Activity Cards. Idstein: Schulz-Kirchner Verlag.

Fitts, P. M. & Posner, M. I. (1967): Human performance. Belmont, CA: Brooks/Cole.

Gede, H., Kriege, S., Strebel, H. & Sulzmann-Dauer, I. (2007): Kinder zu Wort kommen lassen. Die adaptierte Version des Canadian Occupational Performance Measure für Grundschulkinder (COPM[a-kids]). Handbuch und Materialien zur praktischen Anwendung. Idstein: Schulz-Kirchner Verlag.

Kramer, J., ten Velden, M., Kafkes, A., Basu, S., Federico, J. & Kielhofner, G. (2022): COSA – Child Occupational Self Assessment (Version 2.2). Idstein: Schulz-Kirchner Verlag.

Law, M., Baptiste, S., Carswell, A., McColl, M.A., Polatajko, H. & Pollock, N. (2023): Canadian Occupational Performance Measure. 6. Auflage. Idstein: Schulz-Kirchner Verlag.

Niemeijer, A. S., Smits-Engelsman, B. C. & Schoemaker, M. M. (2007): Neuromotor task training for children with developmental coordination disorder: a controlled trial. Dev Med Child Neurol., 49(6):406-411

Petermann, F. (Hrsg.) (2011): M-ABC-2. Movement Assessment Battery for Children. 2. Auflage. Frankfurt am Main: Pearson Assessment & Information GmbH.

Polatajko, H. & Mandich, A. (2012): Ergotherapie bei Kindern mit Koordinationsstörungen – der CO-OP-Ansatz. 2. Auflage. Stuttgart: Thieme Verlag.

Internetquellen

Foto-Interview – Kinder bestimmen ihre Ziele selbst (2017): deutsche Version der PACS; Tilburg, Niederlande; www.ocleijpark.nl; https://datkanX11.nl/foto-interview-deutsch/, abgerufen: 23.06.2023

https://dve.info/ergotherapie/definition, abgerufen: 21.08.2023

https://www.dcdq.ca/cross-cutural-adaptations/german.html, abgerufen: 21.08.2023 [Elternfragebogen DCDQ-G]

Pollock, N. & Lockhart, J. (2009): McMaster Handwriting Protocol. https://canchild.ca/en/shop/3-handwriting-assessment-protocol, abgerufen: 21.08.2023

Broschüren

- Der CO-OP Ansatz einfach dargestellt – ein Informationsheft für Eltern: Informationsbroschüre zum CO-OP Ansatz;
  Bezugsquelle digital: https://docplayer.org/37186215-Der-co-op-ansatz-einfach-dargestellt-ein-informationsheft-fuer-eltern.html
- Kinder mit motorischer Entwicklungsstörung (UEMF), Ergotherapie für mehr Selbständigkeit und Lebensqualität: allgemeine Informationsbroschüre über UEMF;
  Bezugsquelle print: www.dve.info
- Kinder mit Umschriebener Entwicklungsstörung motorischer Funktionen: Informationsbroschüre über UEMF;
  Bezugsquelle digital: https://canchild.ca/en/resources/
- Tolpi lernt Seifenblasen pusten: Informationsheftchen für Eltern und Kinder, um die Problemlösestrategie des CO-OPs zu erlernen;
  Bezugsquelle digital: www.thieme-connect.com
- Umschriebene Entwicklungsstörungen in der Kindheit und Jugend: Informationsbroschüre zu generellen und speziellen Entwicklungsstörungen;
  Bezugsquelle digital: www.gesundheitsinformation.de

Internetadressen

www.awmf.org → Leitlinie UEMF

www.dimdi.de → Deutsches Institut für Medizinische Dokumentation und Information

www.dve.info → Deutscher Verband Ergotherapie: Bezugsquelle von Informationsbroschüren, Adressverzeichnis von Ergotherapeut:innen

www.gesundheitsinformation.de → Institut für Qualität und Wirtschaftlichkeit im Gesundheitswesen

www.pinterest.de → Ideensammlung für kindgerechte Spiele, Hilfsmittel, Pläne, Kinderzimmergestaltung

www.therapieundwissen.de → Fortbildungsangebote für Therapeut:innen

www.pluspunkt-zentrum.ch → Fortbildungsangebote für Therapeut:innen